„Wenn der Vorhang fällt"

Nichts ist, wie es zu sein scheint

Ulrike Michaela Böttcher

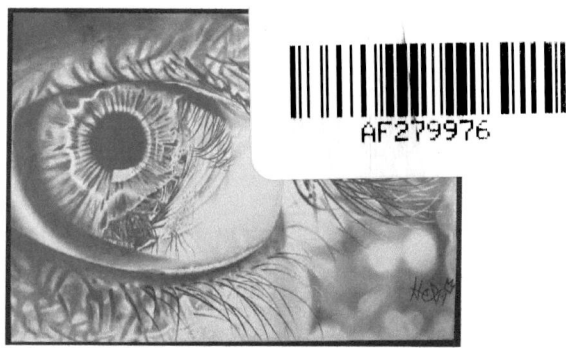

Diese Zeilen, geschrieben für dich...
... in Anerkennung
... in Liebe
... aus dem Herzen

„Zwischen den Zeilen liegt das Verborgene,
Zwischen den Zeilen verbirgt sich so viel mehr."

erschienen im Dezember 2021
ISBN 9783755716600

www.verborgen-zwischendenzeilen.de
info@verborgen-zwischendenzeilen.de

Verlag:
BoD · Books on Demand GmbH, In de Tarpen 42,
22848 Norderstedt, bod@bod.de
Druck:
Libri Plureos GmbH, Friedensallee 273, 22763 Hamburg
ISBN: 978-3-7693-8904-3

Bibliografische Informationen
Der Deutschen Nationalbibliothek
Die Deutsche Nationalbibliothek verzeichnet diese Publikation in der
Deutschen Nationalbibliothek, detaillierte bibliografische Daten sind
im Internet über: http//dnb.dnb.de abrufbar.

Über mich...

Mein Name ist Ulrike Michaela Böttcher. Geboren wurde ich am 19.10.1967, als Ulrike Michaela Scheer, in Burg, bei Magdeburg. Mein Leben, aufgewachsen in einer Großfamilie, war geprägt von Geborgenheit, Zuwendung, Versorgung, Regeln, Ängsten, Zuversicht, Verlässlichkeit, Werten.

Unspektakulär verlief es, bis zu jenem Zeitpunkt, kurz vor meinem 50. Geburtstag, an dem mich eine tiefe Lebenskrise hinauskatapultierte, aus meiner Komfortzone, hinaus aus meinem kleinen, begrenzten Leben. An diesem Wendepunkt, alles stand buchstäblich Kopf, fasste ich einen Entschluss. Um meinen Themen auf die Schliche zu kommen beschloss ich, mein Leben radikal zu verändern. Ich beschloss, mich meinen Themen zu widmen, näher hinzuschauen, und ich beschloss, zu fasten. Ich verspürte den Wunsch dazu. Er kam tief aus meinem Innern. Ich wollte ergründen, wozu ich bereit war, wieviel ich ertragen konnte. Wieviel Schmerz, Wut und Trauer in mir waren.

Es taten sich Welten auf, Dinge kamen ans Licht, aus den dunkelsten Tiefen meines Selbst, von denen ich dachte, die gäbe es nicht in meinem Leben. Wow... interessant, was sich da zeigte. Ich stellte mich meinen Themen und vieles erschien mir in einem anderen Licht. Heute weiß ich, dass es noch lange benötigt, um aller Themen habhaft zu werden. Eines erfreute mich sehr und brachte mein Herz zum Singen. Ich entdeckte ein Talent, eine Gabe, die mir zu eigen war. Ich entdeckte, dass ich über das Schreiben mit mir in Kontakt kommen kann, dass ich mein Herz öffnen kann und Dinge wahrnehme, die vorher im Verborgenen lagen. Ich lade dich jetzt ein, in die nächsten Seiten einzutauchen. Nimm dir Zeit, für dich, fühle dich, nimm wahr, zieh deine Grenzen, schüttele den Kopf, über das Gelesene, leg das Buch beiseite, nimm es wieder auf, lache herzhaft, schwelge in deinen Erinnerungen, weine, schreie, schmeiß Feudel in die Ecke... gebier dein neues Leben, so du bereit dazu bist.

Sei mutig und vertraue dir!

Tu einfach alles, was dir jetzt, in diesem Moment, guttut. Und vergiss nicht, vor dem Lesen, sanft über den Buchrücken zu streichen. So kannst du deine Energie in die richtige Richtung lenken. Betrachte es von allen Seiten. Lass dieses Buch dir Anker sein, Begleiter und Gefährte, ein Schlüssel, zu deinem Innern, deinem Herzen.
Alles kann, nichts muss. Du entscheidest, zu jedem Zeitpunkt. Lass dich sanft anstoßen, bewusster das wahrzunehmen, was dich in deinem Innern bewegt. Veränderung und Wachstum sind zu jeder Zeit möglich. Es bedarf nur einer kleinen Entscheidung nämlich der, dass du bereit dazu bist.

...von Herzen, Ulrike

Seit dem Erscheinen des Buches „Zwischen den Zeilen liegt das Verborgene. Zwischen den Zeilen verbirgt sich so viel mehr", stapeln sich die Monate.

Monate, in denen sich mein Leben nochmals rasant verändert hat. Es liegen Monate der Erkenntnisse und Erfahrungen, der Tränen, der Zweifel, Dankbarkeit und Freude, der Ängste und des Mutig- Seins hinter mir. Jetzt, an diesem Punkt angekommen, blicke ich zurück, nicht um mich zu erinnern, sondern, um den Weg zu sehen, den Weg, den ich bis hierher gegangen bin.

Und? Ich staune, bin überwältig... stolz.

Ich lebe, ja, bin ohne körperliche Beschwerden und gehe meinen Herzensweg.

Verdammt lange hat es gedauert. Ich kann dir sagen, das Universum hatte Geduld mit mir... Mein Lachen schallt, während ich das schreibe... vor Freude und Tränen der Dankbarkeit kullern aus meinen Augen. Wer ich bin, weiß ich jetzt und ich habe in Gänze meine Macht zurück. Mit Macht meine ich, meine Selbstbestimmung, Drehbuchautor zu sein, Regisseurin, Souffleuse, Hautdarstellerin in einem, kein Verbiegen mehr, kein schabloniertes Anpassen, ehrliches, wahrhaftiges, authentisches Sein... in Liebe zu mir...

nichts

ist

wie es zu sein scheint

lüfte den Vorhang

tritt dahinter

besieh

was sich verbirgt

bedeckt

zugedeckt

verleugnet

maßgeblich

nicht existent ist

du könntest erstaunt sein

ändere

deinen Blickwinkel

schau

hinter die Kulissen

wow...

interessant was sich jetzt

zeigt

ganz anders

als es zu sein scheint

lade dich ein

deine Meinung zu ändern

scheu dich nicht

tu es

wenn's stimmig ist

für dich

was andere

denken

sagen

tun

sie's sowieso

du bist

erfahrungsreicher

jetzt

sei dankbar

für jede

sich bietende

Möglichkeit

Augen- Blicke hinter die Kulissen,
hinter den Vorhang.
Gespräche mit meiner Seele...

„Was ist dein größter Wunsch?"
„Was kann ich dir heute Gutes tun?"

Morgens stehe ich hier, blicke gähnend, noch verschlafen in den Spiegel und die Gedanken in meinem Kopf gelten mir.

Ich lächle mich an. Und das Gesicht im Spiegel... es lächelt zurück.

Ich liebe mich, genauso wie ich bin, die leicht verknorkelte Ulrike am Morgen, mit zerzaustem Haar.

Und ja, ich unterhalte mich mit mir.
Ich spreche nicht leise, in Gedanken mit mir, sondern laut.

Du wirst jetzt bestimmt schmunzeln oder lachen, kichern und mir nen Vogel zeigen. Nur zu, es scheint ja auch echt abgefahren zu sein.

Dennoch...

Sprichst du nicht den ganzen lieben langen Tag mit dir? In deinem Geist rattert es ständig, Stunde um Stunde. Worte poltern aus allen Ecken deines Geistes, wie Kugeln auf einem Billardtisch.
Hast du schon mal bewusst darüber nachgedacht? Was sagst dein Geist dazu?

Und auch darüber, dass du den plappernden Mund auch laut stellen könntest? Nein? Hast doch extra fürs Sprechen Stimmbänder im Hals. Versuch's mal...
Sprich laut aus was du denkst! Und höre dir zu... am besten Jetzt.

Ist es dir zu suspekt? Verstehe ich toooootal... schmunzel...

Du könntest es ausprobieren, schließe einfach am Morgen die Badtür und lege los. Es hört dich niemand und erklärt dich verrückt.

Aus eigener Erfahrung weiß ich, du kannst dich wirklich und wahrhaftig hören, anders als du es gewohnt bist und anders wahrnehmen.

Hinzu kommt, deine Wunscherfüllung könnte einen ganz anderen Stellenwert in deinem Leben einnehmen... indem du deine Wünsche laut aussprichst.

Begegnungen, auf kindliche Art, können so Wunder- voll und aufregend sein, dass die Möglichkeit besteht, du lässt zukünftig den Plapperer, auch in der Öffentlichkeit laut zu Wort kommen...?

Nimm dir jetzt einen Moment Zeit und beobachte (d)ein Kind beim Spielen.

Verstehst du jetzt was ich dir vermitteln möchte?

Ein Kind spielt nie leise. Laut ist es, kreiert, erschafft und ist in seinem Tun im Hier und Jetzt. Ein Kind hüpft und tanzt, singt und plappert, wie ihm der Schnabel gewachsen ist.

Höre hin!

Es kann dir ganz genau und authentisch sagen, was es will und was nicht. Und das ist dem Kindlichen eigen.

Du warst auch Kind und in deinem Innern bist du es noch. Du hast es nur vergessen.

Das spielende Kind weiß jetzt nicht darum, dass ihm diese Offenheit, dieses bewusste Sein, in ferner Zukunft immer mehr abhandenkommt.

Dafür sorgen wir, du und ich, die Erwachsenen. Die Erwachsenen sind es, die ein Kind in seine Schranken verweist, dass es sich anpassen soll, brav, lieb und leise sein.

Der kindliche Anteil zieht sich Stück für Stück zurück, verkümmert in seinem So- Sein… mehr und mehr, bis er so klein ist, dass er in eine Schublade passt. Jahre, einsam und vergessen, wird er dort ausharren bis, ja bis die Erlösung da ist… nämlich ein Ereignis, das die Schublade aufspringen lässt.

Kannst du dich jetzt wieder erinnern? Wie war es bei dir? Auch du warst einst Kind. Und dein kindlicher Kern, er ist nach wie vor in dir. Er ist nicht erwachsen geworden und ist immer noch Kind und wird es bleiben.

Es gibt nur einen Unterschied zum Jetzt. Du, die/ der Große, hast als Kind all das erlebt, was dich verletzte, was du jetzt, Stück für Stück wahrnehmen kannst, so du dafür offen bist.

Es erlebte all die Angst, Wut, Zurückweisung, mangelnde Liebe, Ausgrenzung, Konditionierungen der Gesellschaft und Familie. Normen und Werte wurden ihm aufgelegt… tu dies, zu das nicht… Eigene Erfahrungen sammeln stand auf der Prioritätenliste nicht an erster Stelle. Die Erwachsenen wussten ja bereits was gut und schlecht für es ist.

Eigene Erfahrungen sind wichtig, um zu erfahren was es heißt, dass z.B. die Herdplatten heiß sein können und ein Messer scharf.

Nur so kann ein Kind eigene Strategien entwickeln, um sich zukünftig nicht mehr zu verletzten. Es erfährt authentisch. Nur wir Großen... stülpen dem Kind, in unserer ach so großen Liebe, unsere Erfahrungen über. Und diese Erfahrungen kommen aus der Angst und sind second hand... fürs Kind.

Und es wird irgendwann eigene Erfahrungen machen. Du kannst es nicht verhindern.

Das Kind lernt, sich für sein Leben zu wappnen. Sich zu wappnen kann bedeuten, eigene Strategien zu entwickeln und nicht dafür, um zu überleben, sondern, aus dem Herzen heraus zu leben, befähigt zu sein, eigene Entscheidungen treffen zu können, mutig zu sein, – und machtvoll... Es hat sich das Kindliche in seinem Innern bewahrt und nicht konditioniert und weggesperrt.

Kannst du jetzt Parallelen zu dir erkennen?
An welchen Punkt in deinem Leben stehst du jetzt? Schaust du vielleicht in den Spiegel und fragst dich: „Rede ich jetzt laut mit mir oder fehlt mir der Mut?"

Erinnere dich und lächle... Hinterfrage, lüfte den Vorhang, schau hinter die Kulissen.

Bist du... du selbst?
Oder funktionierst du einfach nur noch?
Was ist dein größter Wunsch?

Ich lade dich ein mutig zu sein und kraft- und machtvoll, dich deinen Themen zu widmen.

Ich lade dich ein, so du dich entscheiden kannst, das Samenkorn anzunehmen, in deinen fruchtbaren Boden einzubringen, es zu hegen und zu pflegen... Und so könnte etwas Wunder- volles daraus entstehen.

Deine Tränen werden es nähren. Deine Liebe wird es wachsen und erblühen lassen und dein Licht gibt ihm Kraft.

Gefühle der Wut, Angst, Scham, Schuld, Ohnmacht, Einsamkeit, Trauer, Unzufriedenheit, Frust... könnten das Pflänzchen in seinem Wachstum hindern.

Nimm diese Gefühle an. Dein Blick ist liebevoll und begib dich auf eine emotionale Ebene mit ihnen, als wären sie deine kleinen Kinder.

Sie wollen gesehen, beachtet und in den Arm genommen werden. Diese Gefühle sind ein Teil von dir... sind da. Diese Gefühle sollen nicht weggemacht werden.

In dem du sie in Liebe annimmst, fühlst, werden sie ihre Macht verlieren. Sie werden kleiner und kleiner. Und du weist ihnen ihren Platz zu.

All das, was sich dir zeigt, birgt Chancen und Möglichkeiten, für Freiheit, Glück, Zufriedenheit, Bewusstheit, Freude, Liebe und Wunder-volle Beziehungen, für Wachstum und Veränderung.

Es trägt zur Stärkung deines Selbstwertes bei. Wenn es dein Wunsch ist, etwas in deinem Leben zu verändern, beginne jetzt, bei dir.

Sei du die Veränderung, die du dir wünscht...

Mir fehlen die Worte, so präsent sind deine Verletzungen und ich kann fühlen, dass du voller Wut bist. Voller Wut über all das Geschehene, das, was dir widerfahren ist.
Deine verletzte Seele schreit nach Gerechtigkeit und Vergeltung... komme was da wolle.

Worte vermögen dich jetzt, in diesem Moment, nicht zu erreichen.
Deine Mauern sind hochgezogen und du, ja du, bist der Wächter.
Weine, schreie, beginne zu fühlen, dich zu fühlen, deinen Schmerz, tief in deinem Innern.

Wo sitz dein Schmerz, wo in deinem Körper kannst du ihn fühlen... und heile, geliebte Seele.

Alles, was du an Gedanken und Formen in die Welt bringst, verletzt nur einen Menschen, DICH!

Alle Kraft der Welt sei jetzt bei dir, all die Liebe und Zuversicht. Und so du dich öffnen kannst, einen Schritt zurücktreten, könntest du genau das erkennen, was dich an diesen Punkt gebracht hat. Es war dein eigenes Unbewusstes... dein unbewusstes Denken, Sprechen, Handeln.

Und so hast du deine Realität kreiert.

Ich verurteile dich nicht, mitnichten. War ich selbst einst an diesem Punkt angekommen an dem ich feststellen konnte, dass eines sicher ist, nichts ist sicher.

Ich war verwundet, blutete und ergoss mich in Tränen der Wut und Angst, genau wie du jetzt. Und suchte nach Schuldigen. Ich konnte erfahren, ich bin für alles verantwortlich, niemand sonst.

Vor allem und in erster Linie bin ich für meine Gedanken verantwortlich.

Hilfe wurde mir zuteil, ich bat um sie. Langsam und in kleinen Schritten veränderte ich mich und mein verletztes Herz heilte.

Wenn ich heute über mein Herz streiche, es sanft berühre, fühle ich die Narben. Heute weiß ich, dass es nötig war, dass ich all das erleben musste um zu erfahren, wer ich wirklich bin, um in meine Kraft zu kommen, authentisch und voller Liebe. Um meine Macht, für mein Tun, wieder in meinen Händen halten zu können.

Es gibt nur ein ICH...

Welt...

ich bin nicht allein

Mach es... Tu es... Jetzt!

Und warte nicht auf eine günstige Gelegenheit.
Die günstige Gelegenheit wird dir auch in Zukunft nicht begegnen.
Die gibt es nur im Hier und Jetzt.

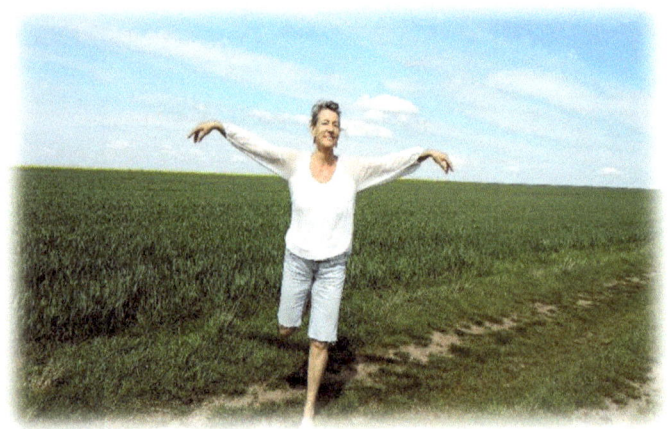

Da stehe ich nun und schaue dich mit großen Augen an.

Ich kann meinen Blick nicht abwenden, bereit, dich zu öffnen.

Wie schön diese Tür doch ist, reich verziert. Etwas vergilbt scheint das Holz, aber an Charme hat es nicht eingebüßt.

Die Türklinke ist wundervoll geschwungen. Leicht angerostet ist sie, lange nicht benutzt.

Ich drücke sie herunter, ganz sacht, noch unsicher, was sich dahinter verbirgt.

Die Scharniere knarren. Etwas aus der Übung, die alte Dame.

Ich muss schmunzeln.

Die Tür öffnet sich, Stück für Stück.

Mein Herz klopft.

Was wird mich erwarten?

Ich weiß es nicht.

Dennoch wage ich einen Blick. Das Terrain ist ungewohnt.

Lang verborgene Schätze tun sich in mir auf, leuchtend hell.

Ein Prickeln macht sich breit.

Das Gefühl von Glückseligkeit durchflutet meinen Körper.

Wow… Ich nehme an und lasse alles zu, verstecke mich nicht.

Liebe öffnet die Tür ganz weit, ich trete ein und bin verzückt.

Komm und schau...

...sieh mit mir diesen zarten Keim. Mitten in unser beider Leben. Er beginnt sich zu entwickeln. Zart und zerbrechlich. Entstanden aus einem Samenkorn. Wohl weißlich gepflanzt, mitten ins Herz hinein.

Komm und schau...

...reiche mir deine Hände. Lass ihn uns gemeinsam pflegen. Genährt aus Zuneigung, Berührung, Wärme, Licht, kann es sein zartes Grün in alle Richtungen ausstrecken. Es bedarf des Raumes und der Zeit zum Wachsen und kann nur in dem Maße gedeihen, wie du und ich es pflegen.

Komm und schau....

...bedenke was es benötigt. Vertrauen, Offenheit, Zuwendung, Wärme, Licht, Berührung, Wertschätzung und noch vieles mehr. Das ist seine Nahrung.

Komm und schau...

...es regelmäßig an. Und wenn du verwelkte Blätter siehst, belasse diese. Sie gehören genauso dazu. Wende dich ihnen liebevoll zu. Sie sind da und vervollkommnen die Schönheit dessen, was die Liebe hervorbringt.

Ich bin frei

und keine Mauern behindern mich.

Ich kann es.

Mein Weg erscheint mir klar

und

ich lasse meinem Ego nicht den Vortritt.

Ich bin so wie ich bin.

Und liebe mich, genauso.

Nichts

und niemand

behindert mich in meinem Tun.

Ich bin wertvoll.

Ich werfe alle Zweifel über Bord.

Ich kann mein Wissen anwenden.

Durstig bin ich...

trinke das glasklare Wasser und fühle, wie es meine Kehle hinabrinnt. Es ist kühl und prickelnd, berührt mein Inneres, gibt mir Energie. Sauerstoffperlen explodieren in mir, bersten. Es gleicht kleinen Funken. Sie erobern meine Innereien.

Welch Zauber...

Angeführt von einer Schwadron, die um ihre Kraft weiß. Ich richte mich kerzengerade auf. Licht fließt durch mich hindurch. Energie perlt, bewegt sich, wie auf einer Autobahn, rasant im Tempo.

Ich lege nach und trinke, möchte es fühlen... das Prickeln und Kitzeln...

Und beginne zu tanzen. In meinem Takt und zu meiner Melodie.

Welcher Partner ist der Richtige?
Die Richtige?

Geht es in der Liebe darum, das richtige Pendant zu finden?

Oder geht es in der Liebe viel mehr darum, das Wahrhaftige im Leben
zu wissen?

Das Wahre,
ohne Schnörkel und Trallala,
Verbiegen und Verdrehen.
Du darfst, ich darf.
Wir schauen uns in die Augen und sind ganz.

Im Fluss des Lebens sein, als Teil des Ganzen.

Wahrnehmen was ist und unter gar keinen Umständen zweifeln. Alles hat seinen Sinn. Begegnungen... ein Augenblick der Unachtsamkeit, könnte das gesamte Leben verändern. Suchende Blicke, huschen hin und her, wie Fledermäuse, durch die Luft. Fledermäuse müssen nicht auf der Hut sein. Denn ihre einzigartig funktionierende Navigation hält sie auf Kurs. Hingabe...in das was ist. Es gibt nur den einen Augenblick, der im nu durch die Finger rinnt. Eben noch da und schon Vergangenheit. Ein Leben, nicht an der Peripherie, sondern mitten drin, im Fluss. Es beschert en masse Augenblicke, weil die Hände frei sind, der Blick fokussiert. Chancen und Möglichkeiten können wahrgenommen werden, wie auf einem Silbertablett dargebracht erscheinen. Zugreifen, hineinfassen, das Büfett plündern.

Wenn nicht jetzt, wann denn dann?

Stille...

Nimm dir Zeit für dich!

Wähle eine Position, die für dich bequem ist.
Deine Hände ruhen auf deinen Oberschenkeln.
Die Handflächen zeigen nach oben.
Schließe ganz sacht und langsam deine Augen.
Lass deine Gedanken hinter dir.
Atme...ruhig und tief.
Werde dir deines Atems bewusst.
Beginne, deinen Körper wahrzunehmen.
Von den Fußsohlen langsam aufwärts, bis zur Krone deines Kopfes.

Kannst du dich fühlen?

Vielleicht fühlst du hier und da ein Kribbeln, Ziehen, Unruhe,
Schmerz oder auch Angst?

Alles gehört zu dir.
Nimm es in Liebe an und danke dir für diesen Augenblick.

Du warst ganz bei dir!

Wie oft schaue ich in den Spiegel und sehe mich wirklich?

Fragst du dich das auch manchmal?

Wer begegnet mir, wenn ich mich anschaue?

Ein Mensch, der viel in seinem Leben erfahren hat.
Ein Mensch, mit Narben auf der Seele, geheilt durch die Liebe.
Ein Mensch, im Glauben an das Göttliche in ihm.

Im Glauben daran, dass alles zur richtigen Zeit geschehen wird.
Ich lächle mich an, sehe mich bewusst, die Farben meiner Iris, die geschwungenen Lippen, strahlende Augen.

Dankbarkeit durchflutet mich.

Dankbar dafür, dass meine Eltern mir das Leben schenkten...

Wenn ich so entspannt auf meinem Stuhl sitze,

ganz nah bei mir,

dann fühle ich,

dass und wie sich meine Lebenssituation verändert hat.

Klarheit,

Erkenntnis

und Energie,

in jeder Zelle meines Körpers.

Ich bin frei, in meiner Entscheidung und kann jetzt wählen.

"Ja oder Nein"

Kein entweder oder, sondern ein...

sowohl als auch...

Und das ist göttlich!

An der Stelle

„Andere"

könnte

sollte

„Ich"

stehen

Hmmm... ich frage mich, warum das so wichtig ist? Ganz einfach! Weil ich nicht die Verantwortung für andere trage. Weder für deren Wohlbefinden, Bedürfnisse, Wünsche, Ängste und Nöte. Ich kann gut für mich sorgen, für mein Wohlbefinden, meine Bedürfnisse, Wünsche, Ängste und Nöte.

Habe ich gut für mich gesorgt, bin ich in der Lage, für „Dich" da zu sein, wenn „Du" der Hilfe bedarfst.
In Liebe...

Genau

Jetzt,

in diesem Moment,

fühle ich mich in meiner Mitte.

Kraftvoll und jede Zelle meines Körpers voller Energie.

Alles um mich herum strahlt in weiß goldenem Licht.

Der Orkan hat seine Kraft verloren.

Ich bin aus seiner Mitte herausgetreten,

wissend,

dass ich ihn selbst kreiert habe,

dass alte Glaubenssätze und Muster ihm Kraft verliehen haben.

Ade' Orkan... ich lasse dich in Liebe ziehen.

Der heutige Tag, ein Tag, wie für mich gemacht.

Ich schaue in den Spiegel.

Na hallo, ich freue mich dich zu sehen. Was kann ich dir heute Gutes tun?

Ich weiß es genau. Mit geschlossenen Augen kann ich die kleine und die große Ulrike sehen, lachend und hüpfend, auf einer großen Wiese, strahlender Sonnenschein.

Und aus meinen Augenwinkeln lösen sich, ganz sacht, Tränen.

Tränen der Verzückung.

Alles ist möglich, wenn ich mein Herz, für mich, öffnen kann.

ICH SEHE
ICH HÖRE
ICH FÜHLE
ICH DENKE
ICH SAGE
ICH HANDLE
...IMMER JETZT

„Möchtest du Recht haben oder glücklich sein?"

Ein Satz aus: „Ein Kurs in Wundern".

Ich denke darüber nach und frage mich, wie mir wohl das Rechthaben dient, im Gegensatz zum Glücklichsein?

Mein Ego findet immer einen Weg, mir in die Parade zu fahren.

Es ist doch toll, Recht zu haben.

Ich fühle mich großartig, wenn ich Recht habe, bin stark, klug, anderen überlegen, kann Macht ausüben und werde im Außen bewundert.

Ich bin glücklich, im Gegensatz dazu?

Mein inneres Leuchten dringt in die Welt, erhellt sie und kann sie verändern. Ich bin in der Lage, Liebe zu geben und zu empfangen.

Ich kann mein gegenüber in seinem Herzen berühren.

Nun frage ich mich: „Möchte ich lieber Recht haben oder glücklich sein?"

Ich hatte einen Traum, der mich zu diesen Zeilen inspirierte.
Ich hatte einen Traum, an deiner Seite.

Deine Nähe öffnet mein Herz.
Und mehr denn je bin ich bereit, deine Hand zu nehmen.
Ich drücke sie sanft.
Mein Zeichen an dich.
Nimm, was dir dargeboten wird.
Versuche auch du dein Herz zu öffnen, Gefühle zuzulassen.
Stück für Stück.
Du bestimmst, niemand sonst.
Und hab keine Angst, ich bin bei dir.
Ich halte dich.
Ich gehe an deiner Seite.
Ich bin dein Gefährte.
Du benötigst nichts, nur deine Liebe und den Wunsch, etwas in deinem
Leben verändern zu wollen.
Geh los, wenn du bereit dazu bist.
Meiner Liebe kannst du gewiss sein, so lange du sie benötigst.

Barfuß...

ich sorge gut für mich

Es gibt so vieles, das ich tun möchte, mit dir...

Zusammen Sein

lachen

bis der Bauch schmerzt

tanzen

Kaffee trinken

dir zusehen

staunen

über dich

mich

uns

kochen

essen

Wein entkorken

genießen

kuscheln

an dir schnüffeln

dich schmecken

Leidenschaft erleben

durch die Gegend sausen

wahrnehmen

beobachten

verreisen

den Sternenhimmel begucken

jauchzen vor Glück

tief durchatmen

Sonnenaufgänge

zur Ruhe kommen

Wahrhaftigkeit

am Meer sitzen

vorlesen

erzählen

zuhören

bis der Morgen graut

in deinen Armen liegen

und du in meinen

die Zeit anhalten

Feuer entzünden

dich halten

versinken im Augenblick

Pläne schmieden

Wünsche wünschen

in eine Richtung schauen

gemeinsam

gelassen sein

auch ausgelassen

lernen

erfahren

Schätze sammeln
mit zerzausten Haaren sein
authentisch
nackt im Gras liegen
Sternschnuppen zählen
den Bienen lauschen
Schmetterlinge singen hören
still sein
gedankenlos
glücklich
dich sehen
Tränen trocknen
Küssen
bis der Arzt kommt
deine Hand halten
Mut machen
Neues ausprobieren
Hand in Hand spazieren
gehen
Gänsehaut haben
sich gruseln
und darüber lachen
Ängste überwinden
mit dir zusammen

einschlafen

aufwachen

krümeln im Bett

frühstücken

Wünsche erfüllen

Regeln verändern

Musik

faul sein

rumlungern

Sicherheit geben

dich auf Händen tragen

wertschätzen

mit dir leben

und dich lieben

einfach SEIN...

Jetzt...

Reicht unsere Lebenszeit für all das aus?

Ja....

Du bist frei.

Ändere deine Erfahrungen, indem du neue machst.

Verändere deine Maßstäbe, nach denen du handelst.

Lass los, was dir nicht mehr dient.

Fasse einen Entschluss.

Deinen.

Sei radikal und mutig.

Drücke so deine Einzigartigkeit aus.

Und sei dir bewusst, du bist nicht allein.

Du bist gehalten und getragen.

Zu jeder Zeit.

Gib du dir

Zuversicht.

Niemandem sonst.

Du bist der wichtigste Mensch in deinem Leben.

Das hat nichts mit Egoismus zu tun.

Sondern mit Selbstliebe.

Ich stehe an einer Weggabelung.
Sehe das, was sich mir bietet...

Der eine Weg, geradlinig, hell, sonnig. Ausstaffiert mit Blumen, das Pflaster ohne Makel.
Ein Weg, der mir sagt: „Nimm mich. Auf mir gehst du sicher dir droht keine Gefahr. Pass dich an, sei still und folge meinen Anweisungen, dann widerfährt dir kein Unheil."

Der andere Weg ist weniger einladend. Ausgetreten ist sein Pflaster, Steine fehlen hier und da. Und, Bäume liegen im Weg. Wolken verdunkeln die Sonne. Es scheint ein beschwerliches Vorankommen auf ihm zu sein. So, als wäre er unsicher.

Dennoch, von ihm geht eine Magie aus. So, als wäre alles möglich, wenn ich denn mutig bin. Ich fühle mich, die Kraft und Entschlossenheit und die Entscheidung fällt mir leicht.

Für welchen Weg würdest du dich entscheiden?

Wähle schnell und denke nicht lange darüber nach!

Folge deinem ersten Impuls, deiner Intuition...
                    und dann, folge deinem Herzen.

Zuversicht nährt die Seele,

wie auch die Liebe.

Der Plan steht

und der Weg führt mich genau zu diesem einen Menschen,

auch wenn es über Umwege zu sein scheint.

Ich habe Geduld.

mit mir,

der Zeit,

die Illusion ist.

Ich gebe mich hin...

Begegne meiner wahren Liebe.

Denke ich an dich,

beginnt es in mir zu pulsieren.

Mein Herz klopft und Hormone fluten meinen Körper.

Wow...

Lange Zeit war ich abgeschnitten von diesem Gefühl.

Wofür brenne ich?

Das Feuer,

bisher auf kleiner Flamme,

bekommt Nahrung.

Hitze steigt in mir auf.

Mein Inneres brennt lichterloh.

Ich glühe...

Für dich!

Schau in meine Augen,

in mein Herz.

Kannst du es sehen?

Das Feuer in mir?

Es ist ein Prozess...

und ich kann nicht sagen, wann er endet. Wahrscheinlich werde ich den Rest meines Lebens benötigen und darüber hinaus. Und das ist auch gut so.

Ich trage Emotionen in mir, die sich ihren Weg bahnen. Viele sind schon lange weggesperrt. Körperlich zerreißt es mich gerade und die Schmerzen sind präsent. Wohl wissend, woher sie rühren, bin ich dankbar, mich so zu fühlen und es transformieren zu können.

Das geschieht Stück für Stück, in meinem eigenen Tempo und nach meiner Melodie.

Wie lebe ich aus dem Herzen heraus, in Liebe, vor allem zu mir?

Mit Worten gut zu beschreiben.

Es zu leben und vor allem, zu lernen, es bewusst zu leben, ist ein Prozess.

Es spielt keine Rolle, an welchen Punkt, in meinem Leben, ich mich gerade befinde noch, in welchem Bewusstseinszustand ich bin.

Es ist immer ein Entschluss von Nöten, der Entschluss, etwas im Leben verändern zu wollen.

Und wenn dieser Entschluss gefasst ist, gehe ich meinen Weg, in Liebe zu mir.

Voller Mut, Kraft und Zuversicht.

Und vergesse nie, mein Herz ist mein Kompass.

was eben war
ist längst vorbei
gewesen und vergessen
und nun
gleicht jetzt
Zeit rast dahin
Momente sind verronnen
der Augenblick
es ist geschehen
auch nicht zurück zu bringen
drum stoppe hier
du Menschenkind
halt an
und auch mal inne
gewinnen kannst du
nur durch Rast
beginne dich zu fühlen
bestimme auch
dein Tempo selbst
bleib jetzt in deiner Mitte
vergiss es nie
wählst selbst
die Länge deiner Schritte

Zuversicht...

dass auch morgen wieder die Sonne aufgeht

Weißt du eigentlich wie wichtig du bist?
Erwache aus deinem Dornröschenschlaf!
Entfliehe deiner Komfortzone!
Öffne deine Augen und nimm wahr was jetzt ist!

Was fühlst du, wenn du diese Worte liest?

Du kannst es nicht glauben, dass du wichtig bist, stimmt's?

Der wichtigste Mensch in deinem Leben bist du selbst.
Was denkst du über dich?
Wie nimmst du dich wahr?
Wie sorgst du für dich?

Hast du dich das schon einmal gefragt?

Ich könnte mir vorstellen, dass es in deinem Leben viele Situationen gibt, in denen du dich selbst verurteilst, dich beschimpfst, nieder machst. Es genügt schon der Satz: „Was bin ich blöd." Oder: „Wie konnte ich das nur tun."
Ganz ehrlich, bist du dir bewusst, was du über dich denkst und wie deine innere Stimme mit dir spricht? Nein, bist du nicht?
Könntest du im bewussten Sein weilen, würdest du es nicht tun?

Sprächest du mit einem, dir lieben Freund so?
Würdest du so mit ihm so umgehen, wie du es mit dir tust?

Wenn ja, der Freund würde dir wahrscheinlich einen Vogel zeigen und dir den Rücken kehren. Er ginge einfach.

Komm ins Hier und Jetzt!

Setz dich aufrecht und bequem hin. Deine Beine parallel zur Hüfte ausgerichtet und die Füße fest auf Mutter Erde. Deine Hände legst du in den Schoß.

Sitzt du bequem?

Lass deine Augen geöffnet und nimm wahr, was jetzt ist. Atme ruhig und tief, durch die Nase ein und den leicht geöffneten Mund wieder aus.

Fühle dich, wie deine Füße den Boden berühren, deinen Körper, dein Gesäß, das den Stuhl berührt, deine Oberschenkel, Rücken, Arme, Hals und dein Gesicht. Wandere langsam, und bewusst, von unten nach oben.

Stell dir vor, wie ein helles Licht deinen Körper durchflutet. Aus Mutter Erde kommend, über deine Fußsohlen, Beine, Gesäß, Rumpf, Arme, Hals, Kopf, bis hin zu deinem Scheitel, deiner Krone.

Aus ihr tritt das helle Licht aus, um sich mit dem Universum zu verbinden.

Was fühlst du?
Was denkst du?
Was siehst du?
Was sprichst du?
Was tust du?

Nimm an, was jetzt ist!
Immer!

Beobachte dich, deine Emotionen, Gefühle, deine Gedanken.

Lerne, Themen wertungsfrei, neutral in deinem Leben willkommen zu heißen. Wenn nötig, tritt einen Schritt zurück. Sage dir: "Wow, interessant, was sich mir gerade zeigt."

Mehr ist nicht notwendig. Wenn du lernst, deine Gedanken zu beobachten, zu hinterfragen, könnte dir, ein ums andere Mal, ein Licht aufgehen.

Worte

Schatz

Gefahr

Bedrohung

Schmeichelei

Schläge

Offenbarung

Wahrheit

Lüge

Worte

Schlüssel für Münder

diese zu verschließen

Worte

Klötze

das Gedankenkarussell zu stoppen

viel zu viel

Aufhebens

Worte

bereiten Schmerzen

Leid

Worte

Trost

Pflaster

Liebe

scharfes Schwert

in der Art

hervorgebracht

dafür

dagegen

wie sie empfunden

werden

können

von jedermann

gedacht

gesprochen

gehört werden

bedenke

einmal kreiert

einmal gesagt

nie

nie

nie

zurücknehmbar...

spannend

interessant

und

Danke

für deine Sichtweise

charmant

in Worte gekleidet

könnte es ne Option sein

nichts zu wollen

ich fühle

alles Können

ist bereits in mir

besteige den Fluss

des Lebens

mit freien Armen

gebe mich dem Strom hin

meine Lebenszeit

alles andere

ein Haschen

nach Luft

Wünsche...

werden wahr

das Leben ist
Veränderung
Tag für Tag
stemme
dich
nicht
dagegen
sei kreativ
aktiv
gestalte deine Lebenszeit
lebe im Fluss der Gezeiten
nimm wahr
an
lasse zu
halte Ausschau
nach allem Neuen
mutig
voller Zuversicht
geh darauf zu
alle Dynamik
im gegenwärtigen Moment
gehe
dein Tempo entscheidet
öffne dein Herz in Liebe zu dir

Zukunft

Visionen
Grundstein gelegt
fest verwurzelt
gestern und morgen?
nein JETZT
soll es sein
mit Augen des Kindes
staunen und sehn
kreieren
erschaffen
und Angst
ist kein Thema
nur Freude
nur Licht
Träume vom Fliegen
Wünsche
im Fluss
Farben und Düfte
so
sollte es sein
was kann
und was darf
denk maßlos

mein Schatz
denk groß
und noch größer
setz niemals dir Grenzen
du Wesen
erschaffen
aus göttlicher Hand
ohne Zeit
und auch Raum
gleite dahin
auf Wolken
ganz sacht

genieße

dein Leben

genieße

dein Sein

genieße

die Fülle

die Liebe

dein Jetzt

nimm an

was sich bietet

und Zweifel

nein

nie

sag dir diese Worte

wann immer

du meinst

dass sie dich bewegen

hoch in Energie

bewusst – Sein

ist jetzt

nie gestern

nie morgen

ich bin es mir wert
geliebt zu werden
ich bin herzensgut
und nehme mich an
mit all meinen Zweifeln
und Ängsten
und Not
ich liebe mich stetig
bin immer ein Mensch
hab Ecken und Kanten
Gefühle en masse
am meisten
für mich
und dich
ganz und gar
sei Teil
meiner Liebe
für immer
mein Herz

Liebes

Beweis

ist's notwendig

nein

ich lieb dich

von Herzen

genau wie du bist

der Augenblick

ist es

der mich so verzückt

der Stimme zu lauschen

mir ist's so vertraut

berauschend

die Sinne

nicht zehrend

oh nein

dich lassend

und mich

im Banne

der Zeit

versüßen die Stunden

ich fühle
mich
wach
erkennend
und wissend
s'wird immer so sein
getrampelt der Pfad
in Liebe
gepflastert
erobert im Sturme
der Seligkeit nah
dein Weg
bleibt der deine
auf ewig
mein Herz

Wie dehnt ich die Dunkelheit aus?

Mit einem Keuchen und Ächzen.

Es hört sich an, wie die Planken eines morschen Kahns.

Wohl weißlich, des Lichts,

dass die Dunkelheit hinwegfegen wird.

Das Aufbäumen hat ein Ende.

Denn alles, ich sage dir, alles wird ins Licht gehen.

Es wird viele der Lüge strafen, des Verrats

Und das Bringen des Todes.

Nichts im Universum bleibt ungesehen und ungestraft.

Gott straft uns Menschen nicht.

Das, was du einst sätest und nun zu ernten wünschst,

entstammt deinen Geist,

deinen Gefühlen,

deinen Handlungen

und

deinen Worten.

Das große Ganze erfährt durch jeden einzelnen von uns.

Das Unheil trägt jeder für sich.

Auf seinen Schultern.

Nur du kennst die Größe dessen, was sich auf deinem Buckel

befindet.

Leere das Vehikel!

Lass das Licht durch dich hindurchfließen.

Es füllt deinen Körper aus.

Durch deine Krone am Haupt, durch deinen Körper hindurch,

bis es aus deinen Füßen,

in Mutter Erde, dringen kann.

So verbinden sich alle Lichtwesen.

Und? Bete...

Lass dich necken, sagt die Sonne.

Ich berühre dich zärtlich.

Hörst du meine Schalmeien, ihren lieblichen Gesang?

Sie begrüßen dich, den neuen Tag.

Meine Wärme liebkost deinen Körper.

Lass dich von mir umarmen.

Deine Gedanken fliegen, wie die kleinen Mauersegler,

mal hier hin, mal dort hin.

Spürst du die Leichtigkeit des Seins?

Ich halte deine Hände,

wie ein guter Freund, den du schmerzlich vermisst hast.

Und sacht, ganz sacht entführe ich dich in eine Welt, außerhalb

deiner Vorstellungskraft.

Bist du bereit?

Träume dich in deinen Tag....

Angst...

ich gehe den ersten Schritt

Es ist niemals zu spät, mit dem Träumen zu beginnen. Ich hatte es auch verlernt... Und jetzt, wenn ich mit meinem Kindlichen zusammen bin und es mich lehrt, dass Träumen etwas Wundervolles ist, öffnet sich von ganz allein mein Herz und alles strahlt in bunten Farben. Ich habe mich darauf eingelassen. Und das ist mehr als ein Lächeln.

Es ist Magie, Zauberei, Elfentanz und Verzückung zusammen. Ein Meer aus Sternen und bunten Blitzen.

Achtsamkeit...

Ist in diesen Tagen mehr als angezeigt.

Denn es tobt ein eisiger Sturm, eingebettet in Angst.

Ich bewege mich behutsam, achte auf jeden Schritt.

Ich schaue mich um.

Meine Gedanken, wie leicht fällt es mir, in der Liebe zu bleiben?

Wie leicht fällt es mir, mein Leuchten nach außen zu tragen?

Ich öffne die Jalousien vor meinem geistigen Auge.

Ich sehe und fühle und weiß, tief in meinem Innern.

Meine Kleine greift meine Hände und zieht mich hinaus auf eine grüne
Wiese, voller leuchtender Blumen.

Die Sonne steht hoch und wärmt uns... ZUVERSICHT,
aus meiner ACHTSAMKEIT genährt.

Was macht mich glücklich?

Ist es, keinen Hunger zu haben, ein Dach überm Kopf, mich kleiden zu können, Essen im Kühlschrank einen Job? Wenn ich mein Sein, in diesem Moment, betrachte, bin ich reicher als manch anderer auf Mutter Erde. Ich könnte zufrieden sein und dennoch macht sich Leere in mir breit.

Ich weiß genau, mit Haben wollen, Konsum, lässt sich die Leere nicht füllen. Konsum führt eher zu innerer Leere. Ich lenke mich so von mir ab und versuche, mit Dingen im Außen, meine innere Leere zu füllen. Eine Art Befriedigung?

Wie lange hält das Hochgefühl an, wenn ich mir etwas gegönnt habe, das ich zum vermeintlichen Objekt meiner Begierde gemacht habe? Nicht lange. Es verpufft schneller als ich es bewusst wahrnehmen kann. Und dann visualisiere ich schon das nächste und nächste, um mir das Gefühl von Haben zu geben.

Lerne ich, das Haben von dem zu trennen, was ich wirklich benötige, könnte ich erkennen, dass es Haben gibt, um meine Grundbedürfnisse zu befriedigen.

Alles weitere Haben wollen dehnt sich auf die Bereiche aus, die in diesem Sinne nicht besessen werden können: Menschen, Gefühle, Gedanken, Liebe...

Sacht löst sich die Träne aus meinem Auge.

Sie findet ihren Weg,

von ganz allein, durch dichte Wimpern,

um zeitlos an meiner Wange hinab zu rollen.

Tränen sind der lautlose Begleiter der Liebe.

Mit geschlossenen Augen sitze ich da.

In der stille der Meditation begegne ich meinen wahren Selbst.

Bilder zeigen sich vor meinem geistigen Auge.

Wow, welch wundervolle Gestalten.

Engel des Lichts.

Sie schweben dahin.

Und siehe da, die Unendlichkeit des Seins.

Ich tauche tief hinein, frei von Zeit und Raum.

Eine göttliche Verheißung.

Ohne Angst, ohne Einschränkung, voller Zuversicht.

Mittendrin.

Und ich erfahre, dass alles im Leben einem Plan folgt.

Meine Seele kennt den Weg.

Es liegt nur an mir, ob ich ihrem Ruf folge.

Und das kann ich ganz bewusst entscheiden.

Schläpper

jefunden

im Sand

am Stand

vergraben

Zippel guckte raus

grinse verzückt

Augen stimmen ein

Gedanken

Spielraum für alles

und nichts

Weite

Worte finden

den Weg

ohne Bedeutung

Gelächter

hell

es folgt

Achselzucken

das Schlüpperlein

am Strand

im Sand

vergraben

Zippel guckte raus

ausgerechnet jetzt
was ist geschehen
sehe mich nicht
auch wenn ich in den Spiegel blicke
milchig ist er
undurchsichtig
verschwommen
so
als hätte ich gerade heiß geduscht
nehme ich ein Tuch
auf
versuche zu reinigen
gelingt es nicht
verbnebelt der Spiegel
und der Geist
mein jetziges Sein
fest verankert
stehen sie da
den Schnabel gen Sonne
ausgerichtet
so
als würden sie nie etwas anderes tun
im Jetzt
nichts Umwerfendes

anschaulich

wartend

wie in einem Blumenbeet

Kulturen

zum Pflücken drapiert

was kann ihnen

in diesem Moment

widerfahren

nichts

Vertrauen en masse

Keine Gedanken

was

wäre

wenn

sie sind getragen

immer

Sand

frisch geliftet

glattgestrichen

makellos

bereitgestellt

jetzt

und für die Ewigkeit

Kraft...

Nein zu sagen

da kannst dir meiner Liebe gewiss sein

auch wenn ich weiß

wir sind kein Paar

und werden es nie sein

dennoch weiß ich

die Liebe

hat ihre Spuren

in meinem Herzen hinterlassen

und ich lächle

dankbar

Zukunft

Visionen
Grundstein gelegt
fest verwurzelt
gestern und morgen
nein
jetzt
soll es sein
mit Augen des Kindes
staunen und sehn
kreieren
erschaffen
und Angst
ist kein Thema
nur Freude
nur Licht
Träume vom Fliegen
Wünsche
im Fluss
Farben und Düfte
so
sollte es sein
was kann
und was darf

denk maßlos

mein Schatz

denk groß

und noch größer

setz niemals dir Grenzen

du Wesen

erschaffen

aus göttlicher Hand

ohne Zeit

und auch Raum

gleite dahin

auf Wolken

der Liebe

Die Stille des Morgens, ein Hauch.

Im Schoß von Mutter Natur bin ich geborgen, lasse mich fallen.

Ganz sanft klopft der neue Tag an meine Tür.

Ich öffne sie, nur einen kleinen Spalt.

Hallo... wie wundervoll, ein Tag voller Geschenke, voller

Begegnungen, Umarmungen, Gedanken und Worte.

Ein Tag, voller Liebe...zu dir... zu mir.

Hab keine Zweifel.

Ich liebe es.

Das.

Was gerade geschieht.

Meine Gedanken.

Für dich.

Jeden Tag aufs neu.

Das unbändige Gefühl.

Welle für Welle.

'nem Tsunami gleich.

Und es nimmt kein Ende.

Manchmal fehlen mir die Worte.

Sag du mir.

Was ist es?

Ich fühle bisweilen...

ein Pulverfass,

voller Dynamit.

Sooo grandios.

Nie gedacht.

An das.

Was ich erlebe,

mit dir.

Raketen gleich.

Abgefeuert.

Es ist mehr als das.
Was ich erlebe.
Mein Wunsch,
all das zu leben,
mit dir.
Was möglich ist.
Unmöglich erscheint.
Durch Täler wandern.
Berge erklimmen.
Gemeinsam wachsen.
In luftige Höhen.
Welke Blätter.
Am Baume sehn.
Dort belassen.
Annehmen was ist.
Alles kommt,
und geht,
zu seiner Zeit.
Ich bin bereit.
Mein Herz ist offen,
für dich.

magische Momente
schau hin
begegne ihnen
halt sie fest
im Herzen
einmal erlebt
werden sie
auf ewig
Teil deiner sein

Leben und Vergehen.

Wer zeigt mir deutlicher, dass dies der Lauf der Dinge ist, als Mutter Natur selbst?

Sie ist der Beweis, dass sie an nichts festhält, sich dem Fluss des Werdens und Vergehens, ohne zaudern und zetern, hingibt. Ohne Kampf fügt sie sich, zweifelt nicht.

In mir pulsiert das Leben. Ich, als Schöpfer meines Lebens, darf mir von Mutter Natur zeigen lassen was es heißt, offenen Auges durch mein Leben zu gehen, mit offenem Herzen, allem und jedem gegenüber.

Das Leben ist nicht kompliziert. Ich neige dazu, es kompliziert zu machen. Durch meine Gedanken. Meine Gedanken formen mein Leben, mein Handeln.

Danke, Mutter Natur, für deine Authentizität und deine Ehrlichkeit.

Selbstwert...

ich bin

Jammere,

wenn es dir guttut, heule, schreie, schmeiß Feudel in die Ecke...lass deinen Gefühlen freien Lauf. Sie sind die Lauten.

Die, die sich Bahn brechen, wenn du im Innern schreist, weil deine Wunden riesengroß sind.

Die Liebe allein kann sie heilen, die Liebe zu dir.

Wenn du rot bist, im Gesicht, von wildem Aktionismus, dein Herz rast, halte inne...

Schau in den Spiegel, dir ehrlich ins Gesicht, in deine Augen und frage dich, was du jetzt, genau in diesem Moment, am dringendsten benötigst. Wie kannst du, jetzt, gut für dich sorgen?

Und zögere nicht es zu tun. Tue es jetzt, lächle dich an, aus deinen tiefsten Tiefen, deines Herzens, heraus.

Umarme dich liebevoll und sprich die Worte: „Alles in mir darf jetzt da sein."

Du nimmst an was ist. Tief in deinem Innern weißt du, all den Schmerz kannst du transformieren. Dadurch kann sich eine Tür schließen und Tore können sich öffnen.

Tore der Zuversicht, Erfüllung und Verlässlichkeit.

Atem

raubend
Seligkeit
fliege dahin
gebe Gas
dreh weit auf
den Hebel
meines Gefährts
behände
bewegt
galant
rasant
der Maschine
Schwere
fühle sie
unter mir
im Rausche
genießen
hab's im Griff
das Wunder
die Technik
verführt
es war mein Wunsch

erfüllter Traum
ich mir
Entscheidung
ohne zögern
kraftvoll
bestimmt
stark
durch mich
für mich
in Liebe

Entscheidungen,

wie schwer sie auch fallen, wenn ich es allein meinem Denker überlasse. Er ist der Herrscher. Dabei sollte er mein Diener sein. Für und wider, für und wider.

Er schwingt das Zepter. Wägt ab, lässt weg, fügt hinzu, berücksichtigt dieses und jenes. Bedenken werden geäußert und Einwände erhoben.

Das Alte ist doch gut, so wie es ist. Gewohnheit hat Einzug gehalten und es ist alles auf das Vorzüglichste eingerichtet.

Warum muss das jetzt sein, dass ich mich mit Neuem auseinandersetzen soll?

Veränderungen?

Geht das denn überhaupt gut?

Und was dann, wenn es in die „Hose" geht?

Jetzt ist die Sicherheit da, eine extrem gute Komfortzone, in der es zu bleiben gilt.

Alles aufgeben? Lohnt das?

Schluss... Aus... und Ruhe, Denker!

Was wäre, wenn ich meiner Intuition folge, mein Herz befrage und den Kompass aus der Kiste krame? Ich kann sehen und fühlen was sein wird. Ich bin zuversichtlich und im Vertrauen. Mein Focus ist auf die

Erfüllung gerichtet und ich kann das Gefühl wahrnehmen. Ein Gefühl der Leichtigkeit, das mir sagt, ja, dies ist der richtige Weg, dein Weg. Öffne das Tor und schreite hindurch, in deine neue Zukunft.
Ich befreie mich, finde heraus, aus meinem engen Käfig.
Finde heraus, aus den vermeintlich maßgeschneiderten Korsett der Konditionierungen.

Ich sprenge weg,
was mich behindert,
einengt,
mir die Luft zum Atmen nimmt.

Ich trenne mich von Dingen der materiellen Welt, die ich nicht mehr benötige, die mir nicht mehr guttun.

Menschen, die ich ein Stück des Weges begleiten konnte, lasse ich in Liebe ziehen, wenn die Zeit gekommen ist.

Es fühlt sich nach Freiheit an, in meinem Herzen, meinem Körper.
Ich bin nicht mehr, meinem mir selbst Auferlegten, ausgeliefert.
Ich habe mir meine Macht zurückgeholt.
In uns aus Liebe zu mir...

Wenn die Zeit gekommen ist, gehe ich.

Wenn die Zeit gekommen ist, gehe ich aus einer Situation, die mich unglücklich macht, mir meine Kraft raubt.

Wenn die Zeit gekommen ist, gehe ich an der Weggabelung nach links, auch wenn mein Gefährte, an meiner Seite, nach rechts geht.

Wenn die Zeit gekommen ist, gehe ich, aus Liebe zu mir und meinem Gefährten.

Wenn die Zeit gekommen ist, wünsche ich mir, dass mein Gefährte, ein kleinwenig von meiner Liebe empfangen kann und wir uns voreinander verbeugen können.

Freiheit...

mein Herz ist mein Kompass

An welchem Punkt resigniere ich, habe die Schnauze voll?

Der Punkt, an dem ich mich völlig aufgegeben habe, mich von mir und meinen Gefühlen abgeschnitten habe, nur noch funktioniere.

In mir klingen die Alarmglocken, hell und aufdringlich, laut, wie die Glocken eines Doms.

Wenn mein Körper mich ermahnt, mit Schmerzen reagiert, kann ich hinhören oder auch abwinken. Ach... geht schon. Und was kommen soll, das kommt.

Beachte ich die seichten Anstöße nicht, ignoriere sie vehement, werde ich mit Größerem belohnt.

Im schlimmsten Fall ist mein Körper der, der der mich dar-nieder-legt, auf die Bretter haut.

So und nur so kann er sich meiner Aufmerksamkeit gewiss sein.

Und nun, wenn ich da so um liege, habe ich genügend Zeit.

Zeit zum Fühlen, Denken, Verändern.

Vorausgesetzt ich bin gewillt, etwas zu verändern.

Hmmm... was habe ich mir da angetan? Die Frage ist berechtigt.

Ich war nicht in Liebe zu mir, mit mir, habe nicht gut für mich gesorgt.

Und die Zeichen meines Körpers missachtet.

Alles im Außen war in Aufruhr. So laut, dass ich mich nicht hören konnte.

Wohin ist meine Selbstliebe gegangen?
Habe ich sie begraben?
Oder noch nie besessen?

Selbstliebe, das sei hier gesagt, hat nichts mit Egoismus zu tun.
Selbstliebe ist mein Schutzschild.

Menschen treten in mein Leben.
Manche für eine kurze Zeit,
andere bleiben für immer.

Wenn ein Mensch in mein Leben tritt,
dann ist er da,
wenn ich ihn darum bitte.

Wenn ein Mensch in mein Leben tritt,
dann ist er da,
mich auf meinem Weg zu begleiten,
meinem Wunsch oder Ziel näher zu bringen,
wenn ich ihn darum bitte.

Wenn ein Mensch in mein Leben tritt,
dann ist er da,
um mir in einer schweren Situation zur Seite zu stehen,
wenn ich ihn darum bitte.

Wenn ein Mensch in mein Leben tritt,
dann ist er da
und reicht mir seine Hand,
wenn ich ihn darum bitte,
gibt mir den nötigen Halt,
den ich in diesem Moment benötige.

Wenn ein Mensch in mein Leben tritt,
dann ist er da,
um mich körperlich, geistig oder seelisch erfahren zu lassen,
wenn ich ihn darum bitte.

Wenn ein Mensch in mein Leben tritt,
dann ist er da,
kann mir seine Sichtweisen näherbringen,
wenn ich ihn darum bitte.

Wenn ein Mensch in mein Leben tritt,
dann ist er da,
mich als Mensch zu sehen,
ebenbürtig,
wertschätzend,
mit liebenden Augen.

Darum bitte ich nicht.

Manchmal sterben diese Menschen.
Sie gehen einfach.
Und manchmal,
lassen sie mir keine andere Möglichkeit,
als selbst zu gehen.

mein Haus

offen

aufgesperrte Tür

Fenster strahlen

blumig

duftend

helles Licht

goldene Strahlen

voller Zuversicht

Arme ausgebreitet

laden ein

empfangen dich

Gefährte

sieh dich um

schau hinein

ins Innere

mein Herz

mein Leben

lass dich teilhaben

an dem

was mich bewegt

sehe dich

du mich

zögernd

ja

ängstlich gar

reich mir deine Hand

bewegende Momente

voller Wärme

vertrau mir

fühle die Kraft

Verbundenheit

Stille

schwirrende Gedanken
ziehen lassen
wie der Wind
die Wolken schiebt
Raunen
Schritte
staunendes Sein
gewollt
genommen
wir beide
vom Guten das Beste
Zeit
alles kann
nichts muss
Sinne aktiviert
Liebe im Herzen
für uns

Macht...

ich bin Schöpfer

Ich weile am Meer und es sprudelt,

die Quelle,

schier unerschöpflich.

Mir glüht das Gesicht vor sonniger Freude.

Mein Herz ist bereit,

für jedwede Zeit.

Zu öffnen sich weit und der Worte zu lauschen,

tief in mir drin,

bin im no mind,

das Denken und Grübeln ad acta gelegt.

Die Sanftheit des Meeres lädt mich stetig ein,

zu sehen,

nur mich,

und fühlen dazu.

Im Herzen ist Wahrheit,

nur dort will ich ruhn,

bereit für die Liebe,

ein Leben im Glück,

bereitet das Bett,

auf Rosen,

ganz sacht.

Mutter Erde
deckt sich zu
genug hat sie
vom Elend
dieser Welt
genug von Angst
und Wut
genug von Neid
und Missgunst
genug von Ausgrenzung
und Leid
lang schon
trägt sie
mit stoischer Gelassenheit
das Schwert
der Trennung
s'ist genug
sie
kann nicht mehr
die Last
gar unerträglich
kappt die Seile
gibt jetzt ab

an uns Menschen
vollen Rucksack
„Trag du ihn selbst
ich geb ihn dir
da haste
und
ziehe mich zurück
ziehe meine Grenzen
eindeutig und klar
sieh dich an
du hast erschaffen
dich
Mensch
in deinem Wahn
mit all deinen Facetten
gestatte du mir nicht
denn
ich nehme mir
das Recht
hier auszusteigen"

Montag, 13. Dezember 2021

es zerrt an dir

es zerrt an mir

an jeder Ecke reißt ein Stück

der wundervollen Lebenszeit

des Miteinander

und der Liebe

die ich mir gebe und auch dir

stattdessen

spür ich Ablehnung

bin nichts mehr wert

mit einem Schlag

fühl im Außen

Angst

Wut

auf wen

auf dich...

auf mich...

auf jene...

die standhaft sind

zu sich stehn

sich nicht beugen

der Macht

die sie beherrschen will

Werte

Jetzt
wie nie zuvor
bewerten einen Menschen

benenne sie
so du es kannst
was dir
im Jetzt
sehr wichtig ist

stell dir vor
ne lange Leiter
von unten bis nach oben
pinne an
was dir gefühlt
an deinem Herzen liegt

ganz oben auf
da hast du dir
die wichtigsten notiert

nun fühl hinein
ist es wahr
der Platz
ganz oben
sollt es sein
oder gibt es gar
noch weiter unten
ein paar die höher sollten

die Werte
werten
dich nicht auf
sie sagen
wer du bist
und sind nur dein
für alle Zeit

du bist nur deine Waage
wägst ab
genau
was oben steht
fühlst es in deinem Herzen

die Werte sind's
weißt es genau
in diesem Augenblick

und kommt da wer
und will dir zeigen
wie es besser geht
tritt einen Schritt zurück

sieh fest ihm in die Augen
breite deine Arme aus
und
drehe dich im Kreise
so
zeigst du
deinen Wert ihm auf
zeigst ihm
auch deine Grenzen

Im Leben kommt's, wie's kommen soll. Ich hab's erlebt, doch nie geglaubt. Der Zeit ist viel verstrichen.
Nun, was ist Zeit? Ich weiß es nicht und ist nicht von Belang. Denn Jahresring um Jahresring hab ich mir zugelegt.

Denk ich zurück, an jenes Jahr, so wurde mir gesagt: "Lerne du, Geduld zu haben. Lerne, dich zu sehen. Was ich dir sage, es wird geschehen, denn feste steht dein Plan. Du wirst entscheiden, fühle es. Der Kopf ist nicht der Weise. Drum rat ich dir, nimms Herz dazu. Es kennt den Weg genau: Der Kompass ist justiert und stimmt dich auf dein Leben ein."

Lebenszeit, sie zieht dahin. Hab's lang nicht wahrgenommen. Durch Täler ging ich, war ganz tief, hab oft den Mut verloren. An Tagen, mit viel Düsternis, da war es sehr schwer nach vorn zu schauen.
Die Welt, sie war zerbrochen. Mein Leben war von Scherben voll, von Scherben meiner Taten.

Was nun zu tun war ist, ich weiß, nicht einfach zu erraten. Wenn du auch an diesem Punkt bist, dann schließe deine Augen. Siehst du das Licht, das Licht in dir? Es ist dein Herz, es leuchtet. Geh mutig los, verzage nicht und hab recht viel Vertrauen.
Die Liebe ist es, die dich trägt, jetzt und auch für immer.

Ich ging den Abzweig, hatte Angst. Doch die ist längst begraben. Ich stehe fest, die Schuhe sind die meinen. Die Liebe fand ich, auf dem Weg, das Licht in meinem Innern, den Diamanten, geschliffen schön, ich bin es wert und zeig ihn stolz.

Die Liebe zu mir, öffnet mir Welten und lässt mein Herze tanzen. In diesem Jahr, ich dacht nicht dran, begegne ich dem einen, der mir bestimmt, ein Leben lang. Ich fange gleich an zu weinen.

Wir haben uns gesehen, er stand direkt vor mir, hier vor meinem Gesicht. So stand er da, konnte fassen ihn und spüren, wer er ist.

Veränderung, des Lebens Sinn, den kannst auch du ihm geben. Drum wünsche viel und denke groß und sei bewusst im Handeln. Denn du bestimmst und niemand sonst. Gedanken, lass ihnen Flügel wachsen, schön und zart und bunt. Sie helfen dir, nur du zu sein.

Für jetzt und immer dar...

hey...

du...

Sturm...

meinst du

du kannst mich

Jetzt

noch brechen?

hast aufgemacht

als Lüftchen dich

vor gar nicht langer Zeit

Schubs von links

Stoß von rechts

Versuch

mich zu entwurzeln

ich trotze

dir

kannst du

mich

sehn

in meiner vollen Kraft

denn alles

was du tust mir an

egal mit welcher Macht

derer du dich bedienst

lässt's mich
noch weiterwachsen
fester stehn
mit Wurzeln tief
verankert in der Erde
die Kräfte ziehn
und Mut
und Zuversicht
und Liebe
nimm dich zurück
du Lüftchen zart
beginne
dich zu fühlen
was
du
jetzt
tust
und andern an
könnt selbst
dich schnell entwurzeln
Orkan fegt dich
hinweg
als wärst nie da gewesen

Silvester...

Das Jahr neigt sich dem Ende entgegen. Es will in Liebe verabschiedet werden. Darum feiere du, ganz nach deinem Geschmack.
Das Neue, noch unter einem Schleier verborgen, kannst du noch nicht sehen.

Was willst du, für dich, im neuen Jahr?

Könntest du dir vorstellen, dein eigenes Drehbuch zu schreiben, indem du die Hauptrolle spielst?
Deine Wegbegleiter, Statisten und die Dekoration, sind deine Herzensangelegenheit.

Und das happy end?

Nun, das hast du selbst in der Hand, zu jeder Zeit.
Alles Liebe 20....

Tod...

Neubeginn

es

rappelt

und

zappelt

im Karton

und alles Zetern

wird nichts nützen

der Weg

ist klar

und

er wird

von

strahlend

hellem

Licht

ausgeleuchtet

hauchdünn

ist es
das Porzellan der Erinnerungen
Licht
scheint zart hindurch

gemacht
nicht fürs Jetzt
zerbrechlich
ungeeignet
ist's

es wiegt
nicht schwer
denkt da
so mancher
und
trägt doch seine Last

tut es
das
denn
auch
wirklich

voll beladen
ist's
mit allem
das Jetzt zu beeinflussen
das Denken
Reden
Handeln
Fühlen

alte Konditionierungen
wiegen schwer
alte Muster
in Kilo
nicht messbar
dennoch
beeinflussen sie
deine
Lebenszeit
dein
Sein

ich bin

an einem alten Ort

Magie

aus Kindertagen

wohin ich schau

Erinnerung

Erinnerungen zurück

lächle leis

mein Kopf durchdringt

Lachen

hell und

glockenklar

Gelächter

mag's wohl eher sein

aus vielen Kindermündern

mein Herz

s'ist schwer

und Augen schwimm in Tränen

Orkan

in dem ich jetzt grad bin

so voller Energie

Emotionen viele

steh jetzt ganz still

spür ich's genau

das Trappeln
Kinderfüße
in naher Ferne ist der Wald
verwunschen isser
immer noch
in meiner Fantasie
einst träumte ich
von Hexen groß
auf Besen
und Kobolden
tief drinnen im Geäst
geh ganz sacht voran
leis und ruhigen Schrittes
Bilder drängen sich mir auf
verzücken mich
mein Geist
ist sturmdurchflutet
es gibt kein Halten
ich springe
tanze
lache laut
gar wie in Kindertagen

Zeit

für dich

Raum

für dich

Liebe

in dir

en masse

lache

bis die Tränen kullern

höre zu

schau hin

nicht weg

genieße jeden Augenblick

umarme jetzt

dein Sein

in vollen Zügen

nehme dir

von allem nur das Beste

fühle dich

richte dich neu aus

für dich

durch dich

dein Haus ist fest verschlossen

vernagelt

Fenster

Türen

nicht eine Ritze

nirgendwo

Licht geht nicht rein

noch raus

Bretter da

wohin ich schau

an allen Ecken

Kanten

Versuch

zu hebeln

nichts bleibt unversucht

zu fest

so sitzen Nägel

Schrauben verrostet

hier und da

willst mir nicht sagen

was geschehen

vor vielen langen Jahren

bis heute ist's

ne Strategie

sie war dir hilfreich
dienlich
abzuschotten
auszusperren
was dich unendlich schmerzt
ich
roll den Teppich aus
den roten
zeigt dir an
ich bin jetzt da
zu helfen dir
in deiner Not
will Anker sein
Begleiter
sieh hin
und reich mir
ohne Angst
Hände und auch Hebel
den groben
zu öffnen
sacht
die Pforten deiner Festung

schwerelos

frei
gleiten
im Sog
der Ströme
hingeben
loslassen
Angst überwinden
jetzt
für alle Zeiten

ÖFFNE DEIN BEWUSSTSEIN!
UM IM LEBEN ETWAS
VERÄNDERN ZU KÖNNEN.
GIB DEINE KREATIVITÄT
NICHT AUF!
UM DICH DER SICHTWEISE
ANDERER
ANZUSCHLIESSEN.
ERFAHRE SELBST!

Anfangs saß ich nur so da. Verträumt im Blick, der Welt entrückt. Sah das Meer, glatt gezogen war es, wie eine Decke. Es reichte von meinen Füßen, bis hin, zum Horizont. Dort bog es sich sanft. Hier und da ein Glitzern, ein Kräuseln, als runzelte es seine Stirn. Leise vernahm ich das Säuseln, unverständlich und brabbelich.

Perlen, an einer Schnur, aneinanderreibend, so ähnlich vernahm ich es. Gedanken, hineingebend, in die unendliche Weite des Ozeans. Ohne Erwartungen, weder auf eine Reaktion, noch eine Antwort.

"Was bedrückt dich?"

Nun drangen die Laute verständlicher an mein Ohr. "Ich weiß es nicht. Ich sitze hier, bei dir und kann nichts fühlen. Leere in mir, um mich herum nur Tristesse und Lethargie. Alles fühlt sich nach Aufgabe an, nach Hinnehmen und Angst. Meine Akkus sind verbraucht, der Rücken schmerzt und ich sehe nur verschwommen. Mein Herz ist in tiefer Trauer und meine Seele weint."

"Geliebtes Wesen, du hockst an meinen Ufern und siehst mich an. Schau genau hin und lausche, spann deine Ohren auf. Jetzt, in diesem Moment, gehörst du mir. So du loslassen kannst, von all dem, was dir im Außen deine Energie raubt. Ich lade dich ein, hinab zu steigen, in meine Welt. Leg deine Kleider ab, Stück für Stück. Ganz nackt will ich dich. Sei bewusst in deinem Tun und fühle deinen Leib. Sieh dich an, geliebte Seele. Und nimm wahr, du bist wunderschön, hier, in deinem Körper. Er ist auf Erden dein Vehikel. Komm hinein, in mich, das Wasser des Lebens. Bedenke, du bestehst zum größten Teil aus

Wasser. Wir sind uns sehr ähnlich. Ohne dich kann ich sein, aber du nicht ohne mich. Ich begleite dich auf deinem Weg. Lass dich ein, jetzt, und gehe Schritt für Schritt. Hab Vertrauen, ich halte dich, trage dich und wiege dich in meinen Armen, in grenzenloser Sicherheit."

Langsam steige ich hinein, ins Meer der unendlichen Möglichkeiten. Sacht empfängt es mich, streicht mir sanft übers Haar. Es berührt mich, Arme, Brust und Rücken, Beine, Füße, Hände. Bald bin ich gänzlich umhüllt und es fühlt sich an, wie ein warmer, weicher Mantel. Er ist ganz leicht und trägt mich. Tropfen rinnen meine Wangen hinab. Es sind Tränen, meine Tränen. Tränen der Verzückung und Freude. Wann habe ich mich das letzte Mal so sicher und geborgen gefühlt? Ich weiß es nicht mehr. Dennoch weiß ich, dass dieses Gefühl zukünftig immer da sein darf. Arme und Beine weit abgespreizt, fliege ich dahin. Mein Mund lächelt, bis hinauf zu den Augen. Ich genieße das Jetzt.

"Bist du bereit, gänzlich loszulassen, dich mir hinzugeben?"

"Ja, das bin ich." Das Meer umhüllt nun meinen Leib zur Gänze. Es zieht mich hinab in seine Tiefen. Das Atmen gelingt mir. Es hat sich nichts verändert, ein und aus. So, als wäre ich an Land.

"Öffne deine Augen, Mensch, und sieh, was dich in meinem Innern erwartet, dir begegnet. Sei offen für alles und jedwede Begegnung. Ich trage dich, durch mich hindurch."

Ich kann mich nicht satt sehen, welch Schönheit, Fülle und Grenzenlosigkeit. Farben, Spektakel, Geplapper und Gelächter, vielfältige Wesen und alle in Freude und Liebe miteinander vereint. Ich lache aus voller Kehle und werde aufgenommen, in ihre Gemeinschaft. Niemand fragt mich, wer ich bin, woher ich komme, noch, wohin mich mein Weg führt. Es ist fantastisch, ein Ort voller Leben. Die Sonne lässt alles im Innern erstrahlen. Tausende funkelnde Diamanten, im Fluss, ohne Raum und Zeit zu berühren. Sie sind einfach. Unendliche Fülle und Reichtum, gedankenloses Sein.

Ich fühle mich frei und leicht und energetisch aufgeladen. Schwebend gelange ich von einem Ort zum nächsten und nehme wahr. Das, was ich gerade erlebe, übersteigt meine Vorstellungskraft und ich schiebe alle Gedanken, der Begrenzung, beiseite.

Wellen bewegen meinen Körper, tränken ihn mit kühlem Nass. Mich fröstelt etwas. Wo bin ich? Sacht öffne ich meine Augen. Am Strand liege ich, eingeschlafen bin ich und im Schlaf entführt. Langsam komme ich ins bewusste Sein. "Danke, liebes Meer", und ein Handkuss fliegt über seine glatte Oberfläche. Es antwortet prompt... "... gern geschehen. Ich freue mich sehr, dass du meine Einladung angenommen hast und ich dich in die Tiefe deiner Seele entführen konnte. Sei du selbst, immer und zu jeder Zeit. Sorge gut für dich. Zieh deine Grenzen und lass dir von äußeren Umständen nicht deine Energie nehmen. Nutze sie für dich, um dich wahr zu nehmen, das, was du in diesem Moment benötigst. Lerne „Nein" zu sagen, lebe Wahrhaftigkeit. Liebe dich und du kannst erleben, wie die Liebe zu dir kommt, dir deine Lebenszeit versüßt und zur Gänze dein Leben verändert."

Universum...

Unendlichkeit des Seins

das Jahr

neigt sich

langsam

stetig

verbeugt sich

sieht zurück

doch auch nach vorn

Pfade

neu gepflastert

tränenreich begossen

Entscheidungen gefallen

mit Kraft

Zuversicht

Gefährten gab's en masse

Jetzt

nicht viele sind geblieben

denn in der Not

der dunklen Zeit

konnt kein Licht

noch Sonn

ihr Herz erreichen

Adieu
sag ich
leb wohl
und Dank
geh leise raus
hier bieg ich ab
Verneigung tief
hast mich wohl viel gelehrt
behalte es
in mir
geb's mit Bedacht
hinein
ins Feld der Möglichkeiten
s'wird
nimmer mehr so sein
wie's war
was gut auch ist

Leben ist Veränderung

erhebe meinen Kopf

der Blick

ist ausgerichtet

meine Chancen

Horizonte

Wege

und noch mehr

mein Herz

es tanzt

zu meiner Seelenmelodie

mein liebend Herz
wo find ich dich
bist du
bei mir
berühr dich nicht
nicht sanft
nicht zart
such
nach dir
kann dich nicht sehn
was offen
vor mir liegt
ein Wanderer
in stiller Nacht
geführt
nur von den Sternen
im Grase liegend
Tau durchnässt
der Mond
mein einziger Zeuge

Wahrhaftigkeit...

sei du selbst

Liebe...

Liebe

bist ganz nah

kann dich ganz zart berühren

Finger streichen übers Herz

Fantasie beflügelt

Träume

ohne Grenzen

leben

Wünsche

lang gehegt

jetzt endlich

in Erfüllung gehen

ergeben

diesem Augenblick

falle tief

hinein

in dich

in Zauber meiner Liebe

Fantasie,

sie entführt mich in luftige Höhen. Mein Herz pocht aufgeregt. Was kann mich erwarten?

Hingabe ins Jetzt. Ich bin ein Vogel, groß, mit weiten Schwingen. Ich fühle jeden Luftzug. Die Strömung, warme Luft, gibt mir Auftrieb. Meine Augen sehen 360 Grad und können das noch so kleinste Detail erblicken. Scharf ist mein Blick, glasklar und fokussiert.

Schemenhaft kann ich die Sichel des Neumondes erblicken, dort, fern, am Horizont. Das habe ich nirgendwo gelesen, wie er aussieht. Ich weiß es.

Ich bin dem Universum so nahe, wie ich es noch nie war. Das Rauschen des Windes dringt an mein Ohr. Er erzählt mir eine Geschichte, seine Geschichte, von seinen Erfahrungen und Erlebnissen.

Ich höre bewusst zu. Der Himmel erstreckt sich azurblau vor mir. Kleine Wölkchen kreuzen meinen Weg.

„Hallo, wie schön du heute daherkommst. Du gefällst mir sehr."

Die Wolke bedankt sich. Voller Freude setzt sie ihren Weg fort. Mein Gefieder glänzt in der Sonne. Es ist braun und durchzogen von silbernen Fäden. Sie funkeln im Sonnenlicht und Dankbarkeit durchströmt mich. Ich kann mich in diesem wundervollen Körper bewegen, mich fühlen, ihn gesund erhalten. Er ist Gott gegeben. So wie alles auf Mutter Erde, hat er auch mich erschaffen.

Ich erblicke vieles, hohe Berge, Meer und Schatten. Schatten von Bäumen. Unter ihnen liegen Menschen, Schafe hütend und zufrieden schnarchend. Sie sind im Einklang, mit der Natur fest verbunden.

Meinen Kurs immer einmal ändernd und korrigierend, erblicke ich auch Dinge und Situationen, die Düsternis hervorrufen. Unbewusstes Sein, Gier und Neid, Angst und Panikmache. Ich nehme es wahr und belasse es in seinem So- Sein.

Meine Krallen, wow, ich erblicke sie das erste Mal, als ich an mir herabschaue. Was könnte ich damit alles tun? Fest zupacken, Chancen und Möglichkeiten ergreifen.

Ich könnte sie auch benutzen, um mich zu schützen, meine Liebsten. Welch Werkzeug. Ich könnte damit nicht nur etwas aufbauen, sondern auch zerstören.

Dessen bin ich mir bewusst. Meine Intension ist, im Einklang mit allem und jedem zu leben. Und diese Intension ist tief in mir verankert. Wir alle, auf diesem Planeten, sind eins, energetisch miteinander verbunden, Brüder und Schwestern.

Liebe kennt keine Zerstörung und ist das was im Leben zählt, jetzt und immerdar.

Ich kann dich sehr gut verstehen, deine Tränen fühlen, deinen Schmerz, der so tief in deinem Herzen verankert ist.

Es ist mir eine Freude, dein Begleiter zu sein, wenn auch die Zeit begrenzt ist, die wir miteinander verbringen werden. Die Zeit, in der wir uns gemeinsam, Schritt für Schritt, voran bewegen, erleben und uns nahe sein können.

Was ist Zeit?

Nichts Greifbares. Sie wird lediglich gemessen, mit Instrumenten. Sie zeigen Jahre, Monate, Wochen, Tage, Stunden, Minuten und Sekunden an, mehr nicht. Dennoch, es ist Lebenszeit.

Wir befinden uns auf unserem Weg. Wohin wir gehen? Wird sich zeigen.

Ich öffne mein Herz. Tu es mir gleich, geliebte Seele. Wir sind verbunden miteinander, deine Energie ist spürbar. Nimm meine Hand, wenn du bereit bist, und fühle auch du meine Energie.

Auf diesem Weg könnte uns vieles begegnen.

Es könnte sein, dass das eine oder andere abstoßend daherkommt, nicht passig oder böse zu sein scheint. Lass es so sein wie es ist. Nimm eine Position ein, die dir angenehm ist und schaue dir alles aus verschiedenen Perspektiven an, ändere deinen Blickwinkel. Immer und zu jeder Zeit versuche, wertungsfrei zu bleiben, deine Aufmerksamkeit bei dir zu halten. Nur so kannst du deine Energie effektiv nutzen. Die Energie folgt deiner Aufmerksamkeit.

Ja, es könnten auch traurige Dinge geschehen, das Erleben im Jetzt z.B., was und wie es gekommen ist, im Außen.

Und dennoch besteht die Möglichkeit und es könnte eine große Chance sein, genau daran zu wachsen. Tritt heraus aus deiner Komfortzone. Und? Wie fühlt es sich an?

Mein Weg ist klar. Ich gehe meinen Herzensweg, lausche meiner inneren Stimme. Niemand kann mich je davon abbringen.

Ich lade dich ein, es mir gleich zu tun.

Tief im Inneren weiß ich, was geschehen wird. Mit den Konsequenzen von Verurteilung, Ausgrenzung, Sabotage, Panik- und Angstmache, kann und darf jeder selbst leben.

Nichts bleibt ungesehen und ungesühnt.

Vergiss nicht, die Wahrheit ist gnadenlos. Alles kommt früher oder später ans Licht. So habe ich es oft genug erlebt.

Nütze deine Möglichkeiten, deine Freiheit, deine Meinung zu ändern, einen anderen Weg einzuschlagen oder den Kurs zu korrigieren.

Alle Liebe für dich! Du bist Herzensmensch, grandios und einzigartig. Danke, dass es dich gibt!

wer

trägt

wen

er sie

sie ihn

charmant umfasst

beherzt

aneinandergepresst

nicht loslassen wollen

ineinander verwoben

auf magische

Art

und

Weise

s'ist ihre Angelegenheit

umschwärmt er sie

macht ihr den Hof

legt sacht sie Lippen auf

auf Münder

einladend zart

einfach

nicht gebieterisch

ein Hauch
zu spüren ist er
ein Seufzer
weich
verführerisch
sieh hin
fühle deine Kraft
sink hinein
in Liebe und Geborgenheit
den Schoß
stiller Wahrhaftigkeit

ein Abschiedsgruß

wer weiß das schon

lass stumm die Worte wirken

die Schultern

sacht nach oben gehen

der Blick

ins Fern gerichtet

was fühle ich

s'ist leer in mir

nicht leer

dass nichts mehr geht

oh nein

es ist nun aufgeräumt

die Bude

frisch gereinigt

Wände weiß

und zartem Gelb

Fenster blank gewienert

Linse klar

offen ist die Tür

ganz weit

für alles

was da kommt

am Horizont
ein Pfeil sich zeigt
der Weg ist klar beschrieben
Gedanken
für das neue Jahr
für jeden einzeln Tag

Liebe

So viel ich vertragen kann
Erfüllung meiner Wünsche
s Universum kümmert sich
und sendet einen Gruß

Träume

Mut

Grenzen ziehn
und mich zu sehn
zu lieben

Gelassenheit

der Menschen viel
die mir am Herzen liegen
an meiner Seite
und mich sehn
nicht das
was ich tun könnte

ich wünsche

auch von Herzen mir

jeden Tag

Umarmung

Wahrhaftigkeit

Verlässlichkeit

auch ein

Neubeginn

Blicke

in die Augen

die sagen dir

ganz offen

JA

ich bin

für dich da

und du kannst dir

gewiss sein

meiner

Liebe

Was wäre, wenn...

alles um dich herum zerfällt? Du stehst mitten drin in diesem Dilemma, diesem Chaos, nicht in der Lage, die Lage zu erfassen. Geschweige denn das, was du wahrnehmen kannst, geistig zu erfassen.

Was tust du in diesem Moment?

Heulen, schreien, zetern, kreischen?
Was ändert das an dieser Situation? Nichts... Sie ist wie sie ist. Alles ist kaputt, weg und im Eimer. Kein Stein liegt mehr auf dem anderen. Du stehst mitten in der Asche und dem Schutt materieller Dinge, hast dich mittlerweile beruhigt und beginnst mit einer Bestandsaufnahme.

Deine Gedanken, ein Knäuel aus Worten, bunt gemischt und verknotet.

Atmest du schon? Oder ist dein Körper noch in Schockstarre? Das könnte gar nicht so unwahrscheinlich sein, schließlich bist du jetzt, in diesem Moment, mitten in deiner persönlichen Apokalypse, erlebst den Tod deiner Welt. Es ist geschehen, und wer daran schuld ist oder nicht, keine Frage, die jetzt beantwortet werden soll und auch nicht zur Debatte steht. Die Antwort ist, auch ohne Bewertung und Analyse, eindeutig.

„Du, Menschenkind, warst es selbst."

Fülle deine Lungen mit Sauerstoff und beginne dich zu fühlen. Schau an dir hinab.

„Wow, ich bin ganz."

Kannst du deine Gänze sehen und fühlen? Nichts an dir ist zerbrochen, kannst dich bewegen und alle Sinne scheinen zu funktionieren.

"Das ist wundervoll, ich bin am Leben."

Ein Lächeln stiehlt sich in dein Gesicht, zögerlich, ob es angemessen ist? Das ist es, in jeder Situation. Sag ja zu dir! Du hast nichts mehr zu verlieren. In diesem Moment wirst du deiner gewahr. So ohne Schnörkel und Tralla kannst du erkennen, dass du bist, auch ohne all das Zeugs im Außen. Schöpfe aus dir, deinem Geist und deinem Körper.

„Was benötigst du zum Leben?"

Dein Blickwinkel verändert sich. Deine persönliche Apokalypse bietet dir ungeahnte Möglichkeiten und Chancen, dich auf das Wesentliche zu konzentrieren, nämlich auf dich.
Stück für Stück verändert sich die Asche, in Form und Farbe.

„Kein Hexenwerk."

Es kommt aus dir, aus deinem Geist. Materie folgt dem Geist. Du kreierst dein neues Leben.

Hol den Werkzeugkasten heraus, deine Fantasie, deine Träume, Wünsche und Ziele. Greif hinein und beginne, deine Lebenszeit zu gestalten, zu werkeln und zu bauen, zu verändern und anzumalen. Geh spielerisch heran. Werde zu dem kleinen Jungen, dem kleinen Mädchen, der/ das du einst warst.

Werde kreativ.
Nutze deine, dir gegebenen Möglichkeiten, Fähigkeiten.
Du bist einzigartig.
Sei demütig und dankbar in dem was du tust.
Frage dich, bei allem was du tust, wem kann es nützen?
Tust du alles aus dem Herzen heraus?
Sind deine Werke sichtbar gemachte Liebe?

Gärtchen

entstanden
gestaltet
lange Zeit
vor mir
hineingepflanzt
Mutter Natur
hatte sich
einst
das Refugium zurückerobert
Stück für Stück
sacht entblättert
wie der Lotos
aus dem Samenkorn
das lang verweilte
im Innern der Erde
wundervolle Pracht
Details
einmalig schön
dem Auge lang verborgen

nicht immer
ist das Leben bunt
das Gestrick flauschig
weich
zum Hineinkuscheln

harte Kanten hat's
rauhe Wolle ist's
kratzig
entfärbt
glanzlos fad

Sinn verloren
die Gedanken
des Geistes Müdigkeit
greifbar

zu eng gewaschen
noch dazu
zu heiß
Dampf steigt auf
woher er stammt
weiß es nicht

rot

leuchtende Sonne

erhellt

meine Schlaftstatt

streicht sanft

über mein Gesicht

hebt an

die Lider

eins ums andere

komm

ich necke dich

zwinkert

lächelt breit

lass dich ein

neuer Tag

längst hat er begonnen

ich will dich

verzaubern

entführen

wundervolles Leben

sing mit mir

tanz mit mir

sei dankbar

dass du bist

Liebe

strahlen im Gesicht

unendlich lichtvoll

Gedanken

offenes Herz

hörendes Ohr

Hände

sei Empfangender

für all die Gesten

Umarmungen

Blumen

Geschenke

die dir das Leben macht

jeden nTag

und heute

ganz im Besonderen

sei auch du

Gebender

Lebenszeit

Es ist immer Jetzt

Immer Jetzt

findet das Leben statt

Nicht gestern

Nicht morgen

Jetzt

Der Wirklichkeit entrückt,

entmutigt,

entzaubert,

der Realität begegnet.

Ohne Aufschub erkannt,

die Augen aufgerissen,

alle Sinne auf scharf gestellt und im Innern das Leuchten gesehen.

Das stahlblau,

das Licht, das mich verbindet mit dem, was anderen verborgen bleibt.

Unbedientes Ego bleibt zurück,

entfesselt,

verloren,

abgehoben und zusammengeknorkelt, wie ein luftleerer Ballon,

knittrig, gekräuselt und zerzaust.

Stille um mich herum, Vögel ziehen in Scharen ihre Bahn.

Kein Laut aus ihren Kehlen, kein Ruf ihnen zu folgen, der Welt zu

entschwinden.

Wunsch nach Untergang wird laut, nach dem was sein könnte, bestünde

die Welt aus Liebe.

Beziehung...

zu mir

tief ins Herz geguckt
tiefer geht's nicht

Ketten rasseln
schon lang nicht mehr

weggesprengt

mit der immensen Kraft
die mir inne wohnt

von Herzen

ich bin

genau so

sie wartet
schon ewig
worauf
eine kleine Geste
Händedruck
Umarmung
Kuss
auf Worte
Liebe
Zeit
rinnt dahin
nichts geschieht
rein gar nichts
alles läuft
ins Leere
Zuversicht
schwindet
sacht
Gefühle
zertrampelt
keine Regung mehr
begraben
jedes Herzgefühl

Ich träumte...

Dass das Haus mit Wasser vollläuft.

Viele Menschen die mir sagen, das ist noch nicht so schlimm, es dauert noch.

Alle Warnungen werden ignoriert, in den Wind geschlagen. Die Menschen sind mit Blindheit geschlagen, tragen Scheuklappen und wollen, können einfach nicht hinschauen.

Das macht mich nicht wütend, eher verzweifelt und ich erkenne, dass alles nichts nützt. Ich bin nicht in der Lage in die Köpfe und Herzen der Menschen vorzudringen. Ich nehme an was ist und weiß, tief in meinem Innern, dass ich nicht auf dieser Welt bin, um die Menschen zu erretten.

Ich bin auf dieser Welt, meine Liebe hinaus zu tragen, hoch schwingende Energie ins Universum. Ich bin auf dieser Welt, um Begleiter zu sein, Aug und Ohr zur Verfügung zu stellen und meine Hände zu reichen.

31. März 2022

Der April, ein Scherz, schneebedeckter Morgen, weißer Glanz, leises Lächeln. Was willst du sagen, Mutter Erde, deckst alles zu, alles, ausnahmslos.

Stille Botschaft, Worte fallen, offen ausgesprochen, ohne Schnörkel und Eleganz. Menschen, Rückzug, Vorpreschen, so wie's ist, ist es vorbei. Nerven nerven, zeigt der Geist, nehme wahr.

Menschen weinen, innerlich, jedoch keine Träne verlässt das Auge, sind zerrissen, ohne Geduld, lethargisch und nehmen hin, keine Gegenwehr, verschanztes Dasein, tote Seelen, längst begraben, ohne Aussicht auf Rückkehr.

Sprechen, reden, lachen, weinen, tanzen, Freude, kichern... Münder zu, zu einem Strich verkümmerte Lippen, ohne Fülle, küssten einst, liebten, sprachen.

Wohin hat sich der Mensch zurückgezogen?

Wie groß ist das Schneckenhaus, in dem er jetzt lebt?

Und die Tür gleicht einem kleinen, winzigen etwas, keine Klinke, kein Schloss, zugefallen und dicht...

Es ist Winter im Frühling, tanzende Kleider, sternartig aneinandergefügt, aus weißem Garn gesponnen, decken zu, decken auf, bedecken alles. Himmel trüb, des Erschaffens nicht müde, stille, lautlose Melodie, sanfter Rausch, himmlischer Tanz. Nimm hin, geliebtes Wesen und sei, du bist, nimm an, Mutter Erde und mich.

jetzt

ist ein Punkt erreicht

an dem ein Tag dem andern gleicht

nichts Schönes mehr das Aug erreicht

Ohren längst verschlossen

die Sonne matt

sie strahlt nicht mehr

mit Wolken dicht verhangen

das Leben stumpf

tiefer Schlaf

mit Augen auf

gedankenlos und öde

vergraben ist das Herz

verschüttet tief

es kocht der Pott

so vor sich hin

blubbernd

und auch über

der Inhalt stinkt gar fürchterlich

Gefühle sind verlorn gegangen

wann

ist nicht bekannt

innen drin ist alles leer
und auch der Körper sagt
s'ist gut
bin krumm vor lauter Schmerz
nicht wissend
was ist jetzt zu tun
es nervt
die Tränen kullern
Menschen gehen rasch vorbei
nicht Willens hinzuschauen
verloren scheint
der Welten Glanz
was ist zu tun
ums zu entzaubern
an diesem Punkt der Starre
um Hilfe bitten
in dem Moment
wär'n Weg aus dem Dilemma
alles schein verloren
jetzt
da niemand reicht dir Hand noch Herz
von sich aus
einfach so

wartest voller Sehnsucht drauf

leise zu erwachen

auf den Moment

umarmt zu werden

kannst du's noch nicht

von dir austun

ein Hauch nur

Anstoß

Sacht

Berührung

Tief im Herzen

beendet den Dornröschenschlaf

beendet tiefen Schlummer

erweckt

zum Leben

erweckt mit einem Kusse

Lasten schwer
trägst sie
bis in den Tod hinein
Aussöhnung
unmöglich
anzunehmen
was ist
starr vor Angst
was könnt geschehn
Herz verriegelt
verrammelt
fest verschlossen
kein Schwert kann je durchstoßen
diese Barriere
diese Härte
Widerstand zwecklos
Dornen besetzt
spitz
unnachgiebig
bis zum letzten Atemzug
Lippen schmal
Augen
noch immer auf der Hut

liegst hier
dein Totenbett
schmucklos
und verlassen

nur

ne Rose
letzter Gruß
Seele
vor langer Zeit gegangen
gewiss ist
deine Rückkehr ist besiegelt
komm
löse deine Aufgaben
inkarnier erneut
lerne
erfahre
Vergebung

Träume...

mit offenen Augen

Es spielt keine Rolle, wie du aus einer Situation gehst.
Ob langsam, bedächtig, mit Pauken und Trompeten, mit Karacho oder weinerlich, still und leise.

Ich sage dir, es spielt keine Rolle.

Es wird immer Menschen geben, denen es missfällt, nicht passt, die verletzt sind oder die sagen: „Du bist gegangen und Schuld daran, dass nichts mehr so ist wie es einmal war."

Verurteilungen, in jeglicher Form, haben nichts mit dem Menschen zu tun, der eine Situation verlassen hat, die nicht mehr stimmig für ihn war.

Interessant und spannend ist der Kontext, in dem sich der verurteilende, schimpfende, keifende Mensch befindet. Er ertrinkt regelrecht in seiner Wut, die sich sogar ins Unermessliche steigern kann.

Wut kommt aus der Angst.

Was triggert den Menschen an dieser Situation?

Ist es die Angst vor Verlust?
Ist es die Angst vor der Zukunft?
Ist es die Angst, nicht zu genügen?

Viele Fragen ploppen auf. Um die eigene Angst nicht spüren zu müssen ist es einfach, den einstigen Gefährten als Schuldigen zu benutzen.
So entgehe ich dem Blick in mein Angesicht, entgehe dem Fühlen, kann mich wunderbar hinter meinem selbst errichteten Schutzwall verschanzen.

Projektionen, in welcher Form auch immer, dienen nicht der Steigerung des Selbstwertes. Projektionen beinhalten Themen, denen ich mich stellen kann, so ich bereit dazu bin.
Projiziert oder nicht, es sind und bleiben meine Themen. So lange, bis ich den Mut habe, mich ihnen zustellen, den Mut habe, meinen Blickwinkel zu verändern, eine andere Perspektive zu wählen, die Linse meines Projektors zu reinigen und mit einem Spiegel bewaffnet, tief in meine Augen, meine Seele zu schauen.
Bin ich bereit?
Ich habe die Wahl!
Ja
Nein
Jetzt

kühn isser

der Hahn

hoch aufgereckten Halses

steht er da

die Brust befüllt

mit Luft

in der Kehle

seine Melodie

schmettert sie hinaus

hallo

ich begrüße dich

mit einem Lächeln

mit meinem Lied

neuer Tag

ich grüße dich

Erdenrund

willkommen Morgenröte

lass dich ein

geliebte Seele

worauf fragst du mich

sehe

höre

denke

sprich… aus deinem Herzen heraus

an einem Punkte angekommen
jetzt
ist der Moment
sag Adieu
sag Good bye
sage ich... Leb wohl

Enttäuschung
Täuschung
Einerlei
im Jetzt nicht mehr präsent

Wahrheit ist
zu jeder Zeit
ins Licht gerückt
du weißt es

Menschen kommen
Menschen gehen
s'is der Lauf der Dinge
verneige mich
in Dankbarkeit
vor dir
geliebte Seele

doch jetzt
ich seh die Gabelung
des Weges schon ganz deutlich
steh hier
schau nicht zurück
mein Kompass
Herz
ist ausgerichtet

an diesem Punkte angekommen
jetzt
ist der Moment
sag Adieu
sag Good bye
sage ich... Leb wohl

Wangen rot
schön anzusehen
färbst so dich ein
du herrlich
süße Frucht
noch liegst du hier
am Erdengrund
so unscheinbar
verletzlich
die Sonne kann's
lockt's sanft heraus
lässt rot dich werden
schnelle
malt schön dich an
das Rot wirkt magisch
und räkelst dich der Sonn entgegen
als tätest du nichts anderes
kann's kaum erwarten
süßes Ding
dass du gereift
mich zu verzaubern
jetzt und hier
bist du bereit
mir als Genuss zu dienen

bäum dich auf
nimm's nich hin
wehre dich
frag hinten rum
gerade aus
von links nach rechts
begucke alles
fühl hinein
lass nichts in deinen Geist
wenn's Herze widerspricht
der Kopp is nur
die Speicherstätte
Müllabladeplatz
für allen Mist
meist ist's nich ma Gescheites
s'is altes Zeug
s'is längst schon wech
und tot
nicht zu gebrauchen
und wenn du es
behängen willst
ausstaffieren
wenn du's auch bunt bemalst
bunte Bänder knüpfst

du dran

bedenke

jetzt

bei deinem Tun

das eine

s'is alt

s'is tot

und nichts mehr wert

ne Leiche

is ne Leiche

Wenn du träumst...

Träumst du mit geschlossenen Augen?
Träumst du mit offenen Augen?

Wo befindest du dich jetzt, in diesem Moment, während du träumst?
Was fühlst du jetzt, in diesem Moment, während du träumst?

Ich lade dich ein...träume...
Träume bunt, träume gigantisch...
Erträume dir alles was du willst. So, wie du einst als Kind träumtest.
Da gab es nichts was nicht möglich war.
Alles, wirklich alles entstammt deiner Vorstellung und du kannst deine
Träume verwirklichen, wahr werden lassen, jetzt...

Unbekanntes...

ich lass mir nichts entgehen

Sie fährt die Krallen aus
und schlägt sie in die Rinde.

Im nu ist sie am Baum empor,
geklettert wie im Winde.
Wo hat sie's her,
wer's sie gelehrt?
Ich kann es dir nicht sagen.
Instinkt,
ihr eingegeben,
fest verankert.
Saß am Grund und sah es mir
mit großen Augen an.
Wie wundervoll
und ohne Angst das Katzentier hinaufgestiegen.
Kein Blick zurück,
das Ziel war klar,
der Weg nun ja,
den kennste,
jetzt.

Sie fährt die Krallen aus
und schlägt sie in die Rinde.

verblichene Angst
ganz klein geworden
runzelig
schemenhaft

dort steht sie
sichtbar
fühlbar

Frage
was soll ich mit dir tun
Angst

du Dingerichs
ausgeblichen
fad
nichtssagend geworden
über all die Zeit

Arme ausbreiten
empfangen
einem Kelch gleich
annehmen was ist

Angst
klein
runzelig
schemenhaft

Manchmal geschehen Dinge im Leben,
es entstehen Situationen, die im Nachhall vieles verständlicher erscheinen lassen, in ein anderes Licht rücken, die Sicht auf die Dinge verändern.

Zwei Menschen, die sich zueinander hingezogen fühlen. Einer von ihnen seit Anbeginn, stehen sich zum Abschied gegenüber.

Ein Blick in die Augen und der Bruchteil einer Sekunde war es, der das Knistern, die Flamme hochschießen ließ...

Der Wunsch: Dich zu küssen.

Sie trennten sich, auf ein Wiedersehen, im Strom der Gefühle fließend. Wann und wo, keiner von beiden vermochte diese Frage zu beantworten.

Die Leere befüllen, hinaus musste es wieder, es macht keinen Sinn die Gedanken zu befeuern.

Der Wunsch nach erfülltem Miteinander ist zu groß, das Sehnen nach Geborgenheit, nach Sicherheit und Sein, als dass es dieser Moment hätte tragen können. Die Gewissheit, du bist an meiner Seite.

Lächeln und Dankbarkeit, für diesen einen Augenblick des Fühlens und Berührens, der Offenheit und Liebe, auch wenn all das Sehnen... Wünschen unerfüllt bleiben.

Bleibende Erkenntnis, du bist in meinem Herzen und hast es tief im Innern berührt, mein Freund...

ANGEKOMMEN

...in meinem Tempo

nichts

steht still

Wolken ziehen

Mutter Erde

dreht sich

weiter

Gezeiten

bewegen

Meere

Ozeane

einatmen

ausatmen

stetiger Strom

des Lebens

in mir

kommen

gehen

begegnen

loslassen

Tod

Geburt

ein Rhythmus

wiederkehrend

stetig

dennoch

immer wieder neu

der Flügelschlag des Vogels

Auch wenn Trauer dominiert und Wut,
Angst und das Nicht- Loslassen können vom Alten...
birgt das Leben in sich
in jedem Moment
Schönheit, Chancen und Möglichkeiten und noch mehr!

Lebe dein Leben,
lebe deine Größe und Lebendigkeit.

Ich lade dich ein, in diese, deine Mauern einzutauchen.
Was verbirgt sich hinter ihnen?
Lass deiner Fantasie freien Lauf...

Sind es magische Momente, Freude und Geselligkeit, lebendiges Sein,
Genuss und Liebe, Träume und Wünsche...

Ich vermag es nicht im Ansatz zu erahnen.
Eines weiß ich, von ihnen geht eine einzigartige Magie aus...

WUNDER-voll...

Verlässlichkeit...

im Fluss des Lebens

Gedanken

wahr?
sammel sie

groß
mächtig
aufgeplustert
durch mich?

anschreien
nützt's was?
futern
attern

wegsortieren
jetzt
wohin?
Schublade auf

nein

seh sie an
fühle Schmerz
selbst mir angetan?

umschichten

annehmen

werten

sehen

Gedanken verloren

Angst

niemals

nehme an

bewusst

anmalen

bin bereit

bunt beklecksen

alle

Windmaschine

an

puste

was das Zeug hält

hinweg Gedanken

bunte Lumpen

lächle jetzt

und sehe sie

weit

ziehen schnell

auf nimmer Wiedersehen

auf Messers Schneide
nem Drahtseil gleich
kein Akt
von Frömmigkeit

geb mich hin
mein Herze schreit
nach Liebe
schreit Verlangen

ungestillt
seit langem schon
vergessen
schon vor Ewigkeiten

einst
war ich noch Kind
alles in mir
es war da
Liebe
und Verlangen

Neues sehn
entdecken
fremde Welten
Mutters Küche
Opa
dort im Garten

schaukeln hoch
bis in Himmel
Lichter tanzen
Bäume singen
Gras
es lädt zum Liegen ein

welch unbeschwertes Sein
was gäb ich
wär's jetzt wieder so

reise hin
zu jenem Ort
dem Kindchen
in mir drin

mein Kern
ist wertvoll
immer da
lässt mich erleben
jubeln
jauchzen

schließ dich mir an
Versuch
ist's wert
bewerte nicht
staune...

LIEBE...

ist bedingungslos

Seele

schreit
so eng der Käfig
Trauer
Wut
und Zorn

rüttelt an den Stäben
fest
hinaus
so scheint es
führt kein Weg
kraftlos sinkt
hernieder

Seele klein
vor Kummer
aussichtsloser Kampf

geb mich hin
dem Schmerz

mein Herz
so endlos
tief die Wunden
verloren ist
was einst so schön begann

Liebe
ist
entrissen mir
mit einem Streich
hinweggefegt
gestohlen

Leben
ist nicht fassbar mehr
dein Leib
vergeht
in dunkler Erde

ich weine leis
um dich
mein Schatz

Es neigt sich sacht dem Ende entgegen, das Jahr...

Stille kehrt ein, in jedes Haus, auch in deines. Eine Stille, die im ersten Moment trügerisch daherkommen mag. Türen und Fenster sind verschlossen, verriegelt.

Es könnte auch eine Stille sein, die dir so noch nie begegnet ist.

Kannst du sie wahrnehmen?
Oder hören?
Fühlen?

Das All-ein-sein mit mir begleitet mich seit längerer Zeit.
Die Stille ist ein fester Bestandteil in meinem Leben geworden. Eine Stille, die mich bei mir ankommen lässt.

All das laute Gedöns ist stumm, kein Handy, keine Glotze die läuft, Ruhe. Einzig die Gedanken, derer ich gewahr werde, sind präsent, da ist der Plapperer in meinem Kopf.

Hmmmm... auch der geht ab sofort in die Sendepause.

Es gibt nichts mehr zu drehen und zu wenden, nichts mehr zu bestimmen und zu regeln. Nichts ist so wichtig, dass es nicht zu einem anderen Zeitpunkt erledigt werden könnte.

Und? Was hast du in diesem Moment für ein Problem?
Ich? Keines...

Stille, eingeladen in mein Haus, in mein Inneres, in meinen Körper und meine Seele.

Ich will mich hören!
Ich will mich wahrnehmen!
Ich will Zeit mit Menschen verbringen, die mich im Herzen berühren, mich sehen und nicht das was ich habe, bin oder besitze.

All das Materielle bin nicht ich, all das ist ein Haschen nach Wind...

Meine Freude gilt mir, den Menschen, mit denen ich das ganze Jahr über Zeit verbringen konnte.

Sie gilt allen Seelen und Herzen, die allein in ihrem Zuhause sind.

Und dennoch... niemand ist allein.

Geborgenheit...

ich bin geliebt

sitze

zu Füßen von Mutter Erde

hüllt mich ein

nimmt mich auf

in sich

fragt nicht nach Schuld

oder Verlangen

umfängt mich

sorglos

mit ihrem Mantel

aus Licht

Zauber

Magie

sie weiß um mich

sitze

zu Füßen von Mutter Erde

fühle Geborgenheit

Annahme

Liebe

grenzenlose Liebe

kein Zögern

kein Feilschen

kein Fragen

was mich hier her brachte
bin hier

sitze
zu Füßen von Mutter Erde
Tränen kullern
meine Wangen hinab
sinke hinein
in ihren weichen Mutterschoß
kraftvolle Farben
umfangen
Lider flattern
werden schwer
wie Blei
meine Augen fallen
wie Tore
eine besiegte Armee
kampflos ergeben
Waffen gestreckt
niedergelegt
ohne zu wissen
was kommen kann

sitze

zu Füßen von Mutter Erde

höre

hell

erklingen Stimmen

Stimmen

lieblich

rein

Leidenschaft

in jeder Note

in jeder Zeile

erzählen sie

von einer neuen Welt

ohne Angst

welch Zauber

in lebendiger Gemeinschaft

in Liebe

Chancen

Möglichkeiten

dein Leben ist's

nimm wahr
Wind
in deinem Haar
spüre

Auftrieb
Sphären

jetzt
noch verborgen
unbekannt
und neu

geh los
mutigen Schrittes

lass dein Licht leuchten
auch wenn du
dein gegenüber blenden könntest

gek hindurch
sei mutig
ohne Zaudern
ohne Angst
hadre nicht
mit dem
was ist
was du bist
was andre erwarten
du bist göttlich
tanz deinen Reigen
zu deiner Melodie
wo du den Schlüssel findest
zu eben
dieser
deiner Tür
bück dich
schau einfach unter den Abtreter

Traumes

Licht
längst erloschen
ausgepustet
fort gekickt

nen schnellen Abgang
hat's gegeben
von dauerhaft
gab's keine Spur

zu schnell
entflammt
emporgeschossen
Pulver
Blei
Kanonen stumm

hast du's
genossen
den Augenblick
Verlangen nachgegeben

die Frage stand
im Raum
noch immer
lange kam
die Antwort
schnell

welch Thema
war's des Pulvers wert
das schnell
zu schnell verschossen

Schmunzeln
jetzt
nach langer Zeit
das Gras
es ist gewachsen
aufgeschossen
ragt empor
aus Schmunzeln
wird ein Lachen

es ist vollbracht
das Thema klar
gelöst
bis in die Knochen

verneigen
Dankbarkeit für jene
liebe Seele

ja
für dich

Leben...

findet immer jetzt statt

nimm mich
Geliebter
an die Hand
fest
lass
mich
dich
immer spüren

Tod
er hat dich mir
entrissen
und
hat jetzt
seine Macht verlorn

stehn wir
vereint
ganz oben
hoch
hoch auf diesem Berge

du

schaust

mich an

tief in die Augen

fühle

deine Liebe

bist gegangen

fort

von mir

seh

nur noch deine Hülle

doch jetzt

in dem Moment

mein Schatz

bist näher

mir

als je zuvor

dein Blick
und meiner
wenden sich
dem Lichte zu
der Sonne

drücke sanft
die Hand
die deine
Liebe fließt
von Herz zu Herz

Augen sehn
s'is Wunder voll
unsre Augen
sehn
was ist

am Ende eines Tages
weiß ich
dass ich nichts weiß

ich schließe die Augen
schaue in mein Herz
blicke liebevoll
auf meinen Garten Eden
mein Rückzugsort

liege im Gras
träume
fühle
Gedanken verloren
kraftvoll
ist das Gras
stark
und trägt meines Körpers Last

all das Alte
Schwere
Düsternis
kann ich ziehen lassen
in Liebe

Jetzt

das ausgediente Zeug
belastet
konditioniert
dient dem Ego

öffne ich mich
für das Neue
Begegnungen
für die Liebe
jeden Tag
weiß ich
dass ich nichts weiß
und bin allzeit offen
einem Kelch gleichend
und bereit
ihn zu befüllen

Anfang...
seinen Zauber findest du tief in deinem Innern...